Veilige buikspieroefeningen

Veilige buikspieroefeningen

Blandine Calais-Germain

Houten, 2010

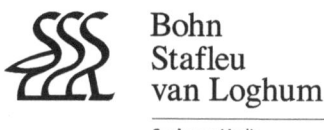

© 2010 Bohn Stafleu van Loghum, onderdeel van Springer Media

Alle rechten voorbehouden. Niets uit deze uitgave mag worden verveelvoudigd, opgeslagen in een geautomatiseerd gegevensbestand, of openbaar gemaakt, in enige vorm of op enige wijze, hetzij elektronisch, mechanisch, door fotokopieën of opnamen, hetzij op enige andere manier, zonder voorafgaande schriftelijke toestemming van de uitgever.

Voor zover het maken van kopieën uit deze uitgave is toegestaan op grond van artikel 16b Auteurswet j° het Besluit van 20 juni 1974, Stb. 351, zoals gewijzigd bij het Besluit van 23 augustus 1985, Stb. 471 en artikel 17 Auteurswet, dient men de daarvoor wettelijk verschuldigde vergoedingen te voldoen aan de Stichting Reprorecht (Postbus 3051, 2130 KB Hoofddorp). Voor het overnemen van (een) gedeelte(n) uit deze uitgave in bloemlezingen, readers en andere compilatiewerken (artikel 16 Auteurswet) dient men zich tot de uitgever te wenden.

Samensteller(s) en uitgever zijn zich volledig bewust van hun taak een betrouwbare uitgave te verzorgen. Niettemin kunnen zij geen aansprakelijkheid aanvaarden voor drukfouten en andere onjuistheden die eventueel in deze uitgave voorkomen.

ISBN 978 90 313 7180 8
NUR 890

Vertaling: Ad Zuidgeest, Naarden

Ontwerp omslag: Studio Bassa, Culemborg
Ontwerp en opmaak binnenwerk: Studio Bassa, Culemborg

Bohn Stafleu van Loghum
Het Spoor 2
Postbus 246
3990 GA Houten

www.bsl.nl

Inhoudsopgave

Woord vooraf 9
Gebruiksaanwijzing 9

1 Wat zijn eigenlijk de buikspieren? 11
1.1 Inleiding 11
1.1.1 Wat zijn de buikspieren en wat zijn buikspieroefeningen? 11
1.1.2 De buikspieren hebben een dubbele functie 12
1.1.3 De buikwand, wat is dat? 13
1.2 De rechte buikspier (m. rectus abdominis) 14
1.2.1 Waar ligt de rechte buikspier? 14
1.2.2 Wat is de werking van de rechte buikspier op het skelet? 14
1.2.3 Wat is de werking van de rechte buikspier op de buikorganen? 15
1.2.4 De schuine en dwarse buikspieren en de witte lijn (linea alba) 16
1.2.5 De peesbladen van de buikspieren 17
1.3 De dwarse buikspier (m. transversus abdominis) 18
1.3.1 Waar ligt de dwarse buikspier? 18
1.3.2 Wat is de werking van de dwarse buikspier op het skelet? 19
1.3.3 Wat is de werking van de dwarse buikspier op de buikorganen? 19
1.4 De binnenste schuine buikspier (m. obliquus internus abdominis) 20
1.4.1 Waar ligt de binnenste schuine buikspier? 21
1.4.2 Wat is de werking van de binnenste schuine buikspier op het skelet? 21
1.4.3 Wat is werking van de binnenste schuine buikspier op de buikorganen? 22
1.5 De buitenste schuine buikspier (m. obliquus externus abdominis) 23
1.5.1 Waar ligt de buitenste schuine buikspier? 23
1.5.2 Wat is de werking van de buitenste schuine buikspier op het skelet? 24
1.5.3 Wat is de werking van de buitenste schuine buikspier op de buikorganen? 24

2 Sleutelbegrippen 26
2.1 Bekken en liesband 26
2.2 Hoe kunnen de buikspieren het bekken in beweging brengen? 27
2.3 Wervelkolom en lumbale (lenden) wervelkom 28
2.3.1 De wervelkolom 28
2.3.2 De lumbale wervelkolom (lendenwervelkolom) 29
2.4 Tussenwervelschijf 30
2.5 Rugspieren 31
2.6 Borstkas (thorax) 32
2.7 Middenrif (diafragma) 32
2.8 Stemspleet 34
2.9 Hernia 34
2.10 Perineum 35
2.10.1 De bekkenbodem 35
2.10.2 Het grote en kleine bekken 35
2.11 Prolaps en incontinentie 36
2.12 Andere sleutelbegrippen 36
2.13 Hoe oefenen de buikspieren kracht uit op de linea alba? 37

3 Buikspieren en een platte buik? Waarom willen we buikspieroefeningen doen? 39
3.1 Buikspieren en een platte buik 39
3.1.1 Valse feiten 39
3.1.2 Sommige buikspieroefeningen laten de buik uitpuilen 39
3.1.3 Men kan de buik heel goed intrekken zonder de buikspieren aan te spannen 40
3.1.4 Buikspieroefeningen die zorgen voor een slanke taille, maar niet voor een platte buik 41
3.1.5 Het is niet goed om altijd een platte buik te hebben 42
3.1.6 De buik intrekken: het gevolg voor het perineum en de prostaat 42
3.2 Platte buik en uitpuilende buik 43
3.2.1 Het is niet altijd een kwestie van buikspieren 43
3.2.2 Vet en de platte buik 44
3.2.3 Een borstkas die wel of niet op de buikinhoud drukt 44

3.2.4	Een wervelkolom die de buikinhoud wel of niet naar beneden drukt 45		4.5.2	Waarom worden de buikspieren sterker van push-ups? 67
3.3	Hoe krijg je een platte buik? 46		4.5.3	Risico's bij het maken van push-ups 67
3.3.1	Contractie en rekken van de buikspieren afwisselen 46		4.6	Torsie van de romp vanuit rugligging 69
			4.6.1	Beschrijving 69
3.3.2	Contracties van dwarse en schuine buikspieren afwisselen 46		4.6.2	Waarom worden de buikspieren sterker van torsies van de romp? 69
3.3.3	Contracties van de dwarse, de schuine buikspieren en de rechte buikspier afwisselen 47		4.6.3	Waarom wordt bij torsie van de romp de contractiewijze van de schuine buikspieren afgewisseld? 70
3.3.4	Coördinatie van de buikspieren ten opzichte van elkaar 48		4.6.4	Risico's van torsie van de romp voor de tussenwervelschijven 70
3.3.5	Coördinatie van de buikspieren en de ademhaling 49		4.7	Intrekken van de buik op een geforceerde uitademing 71
3.4	Een platte buik en de kracht van de buikspieren 50		4.7.1	Beschrijving 71
3.4.1	Kracht en individuele belasting bij een oefening 50		4.7.2	Voor- en nadelen van de activiteit van de dwarse buikspier 72
4	**De vijf belangrijkste buikspieroefeningen** 51		**5**	**Veilige en effectieve buikspieroefeningen** 75
4.1	Buikspieroefeningen; anatomische achtergrond 51		5.1	Zes principes van de methode Veilige Buikspieroefeningen 75
4.2	Risico's van buikspieroefeningen 51		5.1.1	Inleiding 75
4.3	De crunch 51		5.1.2	De ribben 'geopend' houden tijdens de ademhaling 75
4.3.1	Beschrijving 51			
4.3.2	Hoe oefen je de buikspieren met de crunch? 51		5.1.3	Coördinatie van de buikspieren en het perineum 76
4.3.3	Variatie in intensiteit bij de crunch 53		5.1.4	Coördinatie van de dwarse en de rechte buikspier 76
4.3.4	Risico's van de crunch voor het buikgebied 54		5.1.5	Coördinatie van de dwarse buikspier en de schuine buikspieren 77
4.3.5	Is een crunch waarbij de buik ingehouden wordt een risico voor het perineum? 55		5.1.6	Mobiliseren van de heup voordat de buikspieren en de bilspieren geoefend worden 77
4.3.6	Risico's van de crunch voor de tussenwervelschijven tijdens flexie (buiging) van de wervelkolom? 57		5.1.7	Buikspieren en rugspieren in combinatie oefenen 77
			5.2	Zeven voorbereidingen volgens de methode Veilige Buikspieroefeningen 77
4.3.7	Risico's van de crunch voor de tussenwervelschijven tijdens extensie (strekking) van de wervelkolom 58		5.2.1	Mobiliseren van de ribben 77
			5.2.2	De spieren die de ribben uit elkaar brengen activeren 78
4.3.8	Waardoor wordt de druk op de halswervels verhoogd bij de crunch? 60		5.2.3	Coördineren van activiteit van de buikspieren en het perineum 79
4.4	Heffen van de benen vanuit rugligging 61			
4.4.1	Beschrijving 61		5.2.4	Coördinatie: eerst de rechte buikspier en daarna de dwarse buikspier activeren 79
4.4.2	Waarom worden de buikspieren sterker van het heffen van de benen? 61			
4.4.3	Hoe oefen je de buikspieren met het heffen van de benen? 62		5.2.5	Coördinatie: eerst de schuine buikspieren en daarna de dwarse buikspier activeren 79
4.4.4	Het vinden van het kantelpunt van het bekken bij het heffen van de benen 63		5.2.6	Coördinatie: mobiliseren van het heupgewicht aan de voorzijde 80
4.4.5	Waarom oefen je de buikspieren bij het heffen van de benen? 64		5.2.7	Coördinatie: oefeningen voor de buikspieren en de rugspieren 80
4.4.6	Risico's van het heffen van de benen voor de lumbale wervelkolom 65		5.3	Zestien oefeningen volgens de methode Veilige Buikspieroefeningen 81
4.5	Push-ups 66		5.3.1	Rekken van de m. rectus abdominis (rechte buikspier) 81
4.5.1	Beschrijving 66			

5.3.2	Contractie van de m. rectus abdominis (rechte buikspier) 83	
5.3.3	Rekken van de m. obliquus internus abdominis ('kruisen/heffen') (binnenste schuine buikspier) 84	
5.3.4	Contractie van de m. obliquus internus abdominis (binnenste schuine buikspier) 85	
5.3.5	Rekken van de m. obliquus externus abdominis (buitenste schuine buikspier) 87	
5.3.6	Contractie van de m. obliquus externus abdominis (buitenste schuine buikspier) 88	
5.3.7	Contractie van de schuine buikspieren met behulp van de armen 90	
5.3.8	Contractie van de schuine buikspieren met behulp van de benen 91	
5.3.9	Contractie van de schuine buikspieren met behulp van de armen en de benen 93	
5.3.10	'Vliegtuigje' 94	
5.3.11	Rekken van de m. rectus abdominis (rechte buikspier) 96	
5.3.12	Contractie van de m. rectus abdominis (rechte buikspier) 98	
5.3.13	Rekken van de m. obliquus internus en externus abdominis (schuine buikspieren) 99	
5.3.14	Contractie van de schuine buikspieren 101	
5.3.15	Rekken van de m. obliquus internus en externus abdominis (schuine buikspieren) 102	
5.3.16	Contractie van de m. obliquus internus en externus abdominis (schuine buikspieren) 103	
6	**Belangrijk om te onthouden** 105	
6.1	Valse feiten met betrekking tot het verband tussen goede buikspieren en het hebben van een platte buik 105	
6.2	Risico's bij het doen van buikspieroefeningen 105	
6.3	Hoe krijg je een platte buik? 105	

Woordenlijst 107

Register 109

Woord vooraf

Buikspieren, slachtoffers van hun succes, ze zijn bekend maar tegelijkertijd weten we er niet veel van

Dit boek is bedoeld om de risico's van buikspieroefeningen beter te begrijpen en in te schatten. Om een goed figuur te houden of weer terug te krijgen 'werken veel mensen aan hun buikspieren'. Deze spierversterkende oefeningen worden ook in fitnesscentra veelvuldig gedemonstreerd.

Een buikspieroefening is echter niet altijd zonder gevaar. Niet alleen de buikspieren zelf, maar ook de daarbij centraal gelegen delen van het lichaam zijn er namelijk bij betrokken:
- de wervelkolom;
- het ruggenmerg;
- de buikholte en het perineum (het deel van de romp onder de bekkenbodem waarin de urinebuis, de anus en de geslachtsorganen liggen);
- de organen die deelnemen aan de ademhaling, de bloedcirculatie en de spijsvertering.

Al deze delen van het lichaam kan men door verkeerde oefeningen overbelasten. Bij aangepaste training worden ze echter ontzien.
Veilige buikspieroefeningen laat ons een weinig bekend deel van het lichaam zien en maakt de balans op van de meest gebruikte oefeningen.

Gebruiksaanwijzing

In dit boek wordt gebruikgemaakt van een vaste set icoontjes. Die staan hieronder opgesomd, uiteraard met de uitleg waar ze voor staan.

 aanvullende informatie

 pas op: voorzichtig aan

 anatomisch detail dat men gemakkelijk bij zichzelf kan zien of palperen (tasten)

 onder aan de bladzijde staat wat je moet begrijpen

Je kunt, afhankelijk van je belangstelling, direct naar een bepaald hoofdstuk gaan:
- Je wilt iets weten over de risico's die verbonden zijn aan het doen van buikspieroefeningen, dan ga je naar (p. 51).
- Je wilt de beginselen van goede buikspieroefeningen begrijpen (p. 46-49),
- Je wilt beginnen met de gedetailleerde anatomie (p. 14-25),
- Je wilt direct met de oefeningen beginnen (p. 75).

Veilige buikspieroefeningen is niet voor een gespecialiseerd, medisch of paramedisch, lezerspubliek bedoeld. Het is bestemd voor iedereen die buikspieroefeningen beter wil begrijpen en uitvoeren of zijn/haar instructies over buikspieroefeningen wil verbeteren.
Met opzet worden bepaalde termen gehanteerd om beter toegankelijk te zijn. Daarbij worden zowel de medische terminologie als de Nederlandse benaming gebruikt. Naarmate je in het boek vordert wordt ervan uitgegaan dat je je bepaalde terminologie hebt eigen gemaakt. Om de toegankelijkheid van de terminologie te vergroten is achterin het boek een woordenlijst geplaatst met de Latijnse benamingen en hun Nederlandse equivalent. Voorts bevat het boek een uitgebreid register, waardoor de lezer gemakkelijk zijn of haar route door *Veilige buikspieroefeningen* kan vinden.

1 Wat zijn eigenlijk de buikspieren?

1.1 Inleiding

De buikspieren zijn in allerlei situaties actief

Al direct bij de geboorte spant de pasgeborene zijn of haar buikspieren aan om de eerste kreet te slaken. Kort daarvoor heeft moeder haar buikspieren aangespannen om haar kindje ter wereld te brengen. Zo maar twee momenten waarop we onze buikspieren gebruiken. Maar de mens gebruikt deze spieren bij alle emoties: we spannen ze aan als we huilen, lachen, woedend of bang zijn. Ze zijn elke keer actief als we spreken en meestal als we adem halen. Buikspieren beïnvloeden de bewegingen van de organen door veranderingen in de tonus (spanning). Ze zijn zeer vaak betrokken bij bewegingen van het gehele lichaam en komen vooral in actie bij rompbewegingen. Ze kunnen de romp fixeren waardoor de armen en de benen vrijheid van beweging hebben.

We gebruiken de buikspieren heel wat meer dan alleen in de fitnesszaal.
Een paar voorbeelden...

Zingen of in het openbaar spreken vereist intensief gebruik van de buikspieren: de kracht moet voortdurend gevarieerd worden om toonhoogte en volume af te stemmen.
Bij een ontspanningsoefening zijn de buikspieren niet actief. Het is net zo belangrijk om ze te kunnen ontspannen als ze te kunnen aanspannen.
Bij tai chi en qigong is er sprake van een voortdurende verandering van arm- en beenpositie terwijl we staan. De buikspieren zijn actief om de romp rechtop te houden, maar ook om de ingewanden op hun plaats te houden.
Het aannemen van de vele houdingen bij yoga doet een beroep op de buikspieren.
Bij push-ups houden de buikspieren de romp in positie en voorkomen dat de buik naar beneden zakt.
Bij het dansen zijn de buikspieren nodig om het bekken te fixeren of in beweging te brengen.

1.1.1 Wat zijn de buikspieren en wat zijn buikspieroefeningen?

De buikspieren

De buikspieren worden gevormd door vier paar platte spieren, die om een deel van de buikholte (abdomen) lopen. Een van die paren ligt aan de voorzijde: dit zijn de rechte buikspieren.

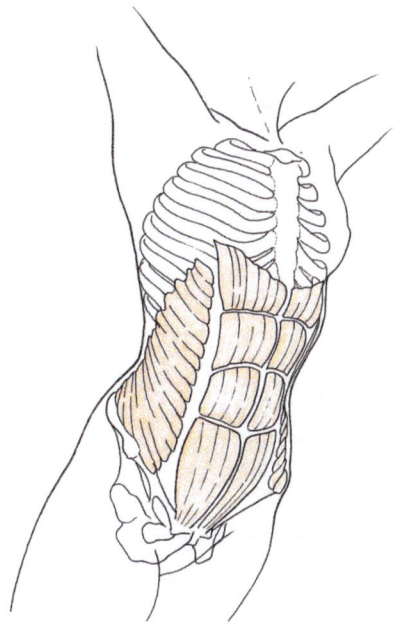

Figuur 1.1 De rechte buikspieren en de buitenste schuine buikspieren.

De andere drie paar buikspieren liggen aan de zijkant van de romp: dit zijn de dwarse buikspieren en de binnenste en buitenste schuine buikspieren. Ze vormen de buikwand met drie over elkaar liggende spierlagen (fig. 1.1 en 1.2).

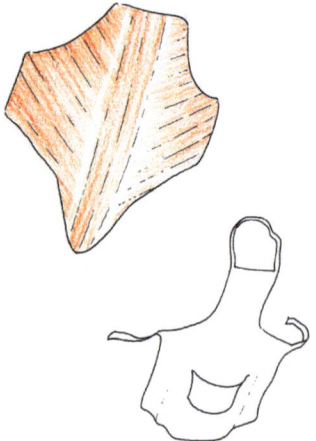

Figuur 1.2 *De buikspieren vormen een soort schort dat aan de voorkant en de zijkant van de buik ligt.*

BUIKSPIEROEFENINGEN

Bij buikspieroefeningen gaat het om het doen van oefeningen die de buikspieren versterken.

De buikholte (het abdomen)

De buikholte ofwel het abdomen is de holte onder het middenrif waarin de buikorganen liggen. Boven het middenrif ligt de borstholte die omgeven is door de ribben en het borstbeen (samen de borstkas ofwel thorax genoemd).

1.1.2 De buikspieren hebben een dubbele functie

De buikspieren zijn verbonden met een aantal botten van de romp:
– de ribben;
– het borstbeen;
– de wervels;
– het bekken.

De buikspieren kunnen deze botten ten opzichte van elkaar bewegen. Dit noemt men de skeletfunctie. Deze skeletfunctie verschilt bij de vier buikspieren doordat ze niet gelijk zijn wat betreft hun vorm en ligging. Uit figuur 1.5 blijkt bijvoorbeeld hoe de buikspieren de romp kunnen buigen door het bekken en het borstbeen naar elkaar toe te brengen.

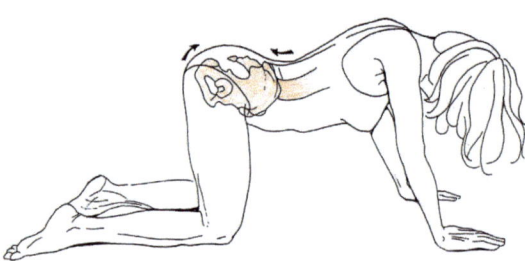

Figuur 1.4 *Zonder buikspieren.*

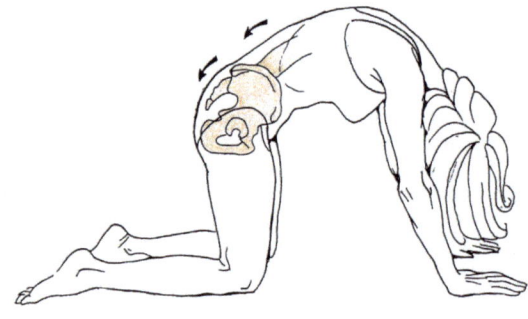

Figuur 1.5 *Met buikspieren.*

De buikspieren maken echter ook deel uit van de omhulling van de organen die in de buikholte liggen. Door samen te trekken kunnen ze de vorm van de buikorganen veranderen, ze verplaatsen of juist op hun plaats houden. Dit is hun viscerale functie (orgaanfunctie).

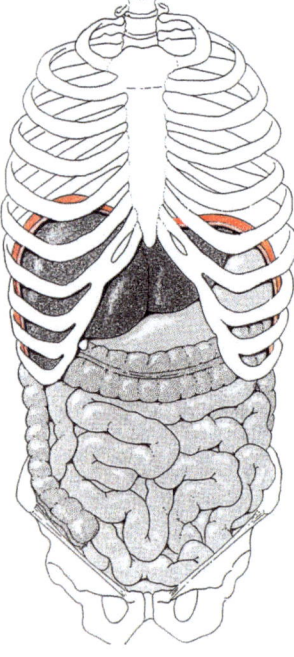

Figuur 1.3 *De buikholte.*

In figuur 1.7 zien we bijvoorbeeld hoe de buikspieren de buik intrekken zonder dat de romp in beweging komt.

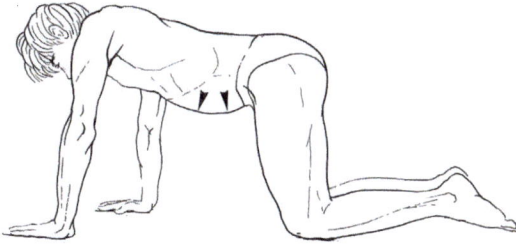

Figuur 1.6 Zonder buikspieren.

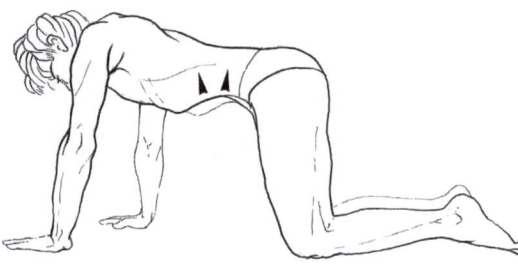

Figuur 1.7 Met buikspieren.

 Deze twee functies, de skeletfunctie en de viscerale functie, worden vaak tegelijkertijd uitgevoerd. Hiervan zijn we ons niet altijd bewust als we een buikspieroefening observeren. De dubbele functie is vaak een storende factor bij het analyseren van het effect van de oefening. Daarom wordt er in dit boek voortdurend onderscheid gemaakt tussen de skeletfunctie en de viscerale functie van de buikspieren.

1.1.3 De buikwand, wat is dat?

De buikwand is de omhulling van de buikorganen en wordt gevormd door botten en spieren (fig. 1.8). De buikwand is geen stijf omhulsel zoals een doos of een vat. Hij is vervormbaar, zowel door de spieren als ook door de vele gewrichten die de botten verbinden:
– gewrichten tussen de wervels;
– gewrichten die deel uitmaken van de borstkas.

Daarnaast verandert de vorm van met name de onderste ribben onder invloed van de buikspieren.

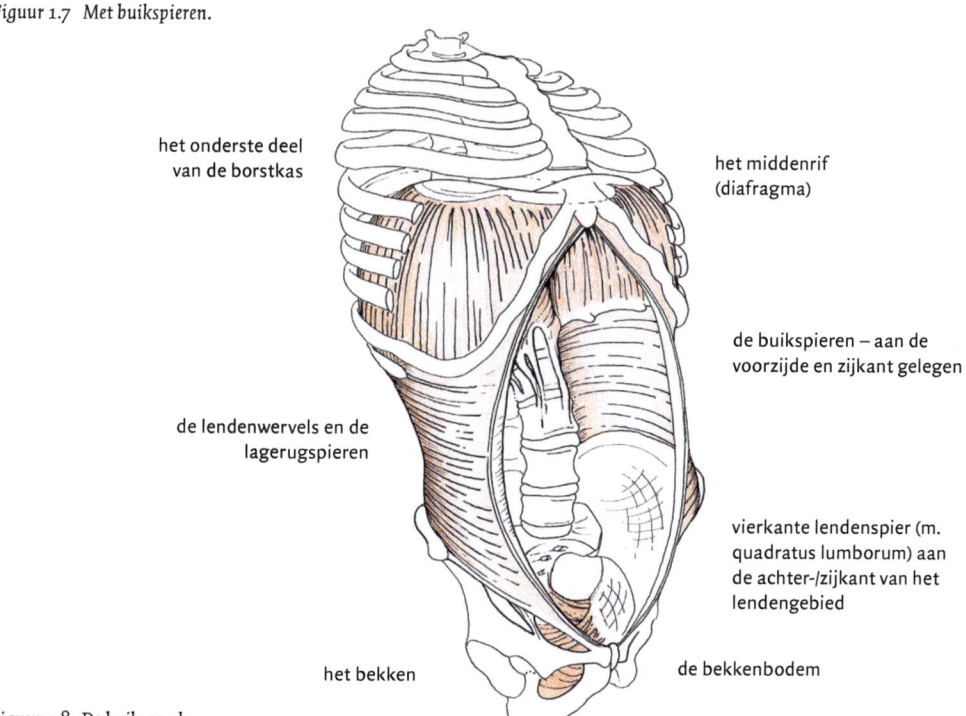

Figuur 1.8 De buikwand.

1.2 De rechte buikspier (m. rectus abdominis)

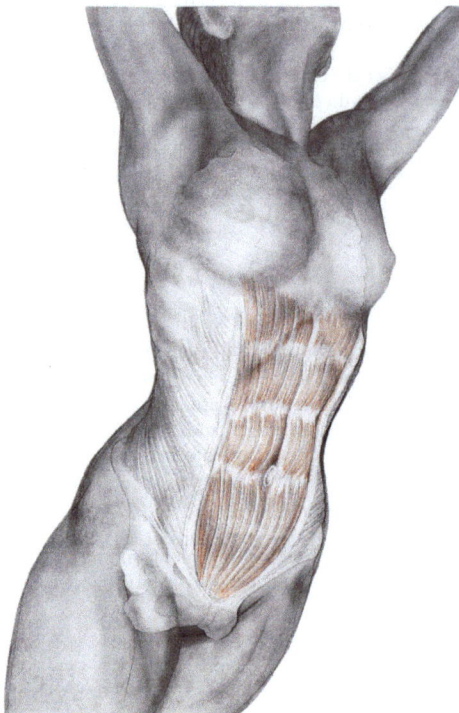

Figuur 1.9 *De rechte buikspieren lopen verticaal over de hele lengte van de buikwand.*

1.2.1 Waar ligt de rechte buikspier?

Er zijn twee rechte buikspieren; links en rechts van de middellijn van de buikwand. Het zijn de enige buikspieren die aan de voorzijde liggen en ze vormen een spierlaag voor de buik. Deze spieren hebben een bekende vorm: ze bestaan uit gedeelten die kunnen samentrekken (rood) die onderbroken worden door pezen die niet kunnen samentrekken (wit) (fig. 1.9). Dit geeft deze spieren hun karakteristieke vorm van 'sixpack' of in het Frans 'carrés de chocolat'.

AANHECHTING

Aan de bovenzijde zitten de rechte buikspieren vast aan het borstbeen (sternum) en links en rechts aan het ribkraakbeen van de vijfde, zesde en zevende rib. Ze lopen voor de buikholte recht naar beneden en worden dan wat smaller. Aan de onderzijde zitten ze vast aan de voorzijde van het bekken: het schaambeen (os pubis).

1.2.2 Wat is de werking van de rechte buikspier op het skelet?

De rechte buikspier kan het bekken bewegen (fig. 1.10). Het schaambeen wordt daarbij naar het borstbeen getrokken; de onderrug wordt rond gemaakt, de billen vlakken wat af. Deze beweging van het bekken heet achteroverkanteling of retroversie. Hij kan het bekken ook fixeren in een achterovergekantelde stand en hij kan voorkomen dat het bekken vooroverkantelt.

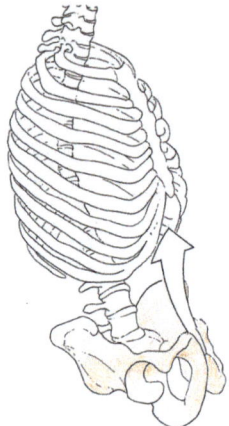

Figuur 1.10

De rechte buikspier kan het borstbeen en de voorzijde van de borstkas naar het bekken toe bewegen: daarbij dalen de ribben (fig. 1.11).
De rechte buikspier kan de ribben naar beneden trekken en ze in deze positie fixeren. Hij kan voorkomen dat de ribben vanuit deze positie omhooggaan. (Als de ribben op deze wijze naar beneden worden gebracht, hebben we de neiging om uit te ademen.)

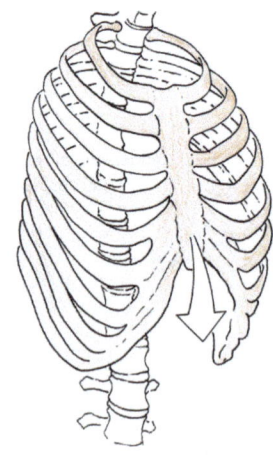

Figuur 1.11

Op indirecte wijze kan de rechte buikspier delen van de wervelkolom in beweging brengen. Doordat hij aan het bekken en/of de ribben trekt maakt hij de rug in het midden rond (fig. 1.12). Hij kan de wervelkolom buigen (flexie) en in deze positie fixeren. Hij kan voorkomen dat de wervelkolom in de tegengestelde richting beweegt (het strekken van de rug).

> **! Drie opmerkingen over de rechte buikspier**
>
> - Hij heeft geen direct effect op de wervelkolom doordat hij niet aan wervels vast zit.
> - Hij heeft effect op het gebied tussen het lagere deel van de borstkas tot aan het bekken. Het gaat daarbij om de onderste borstwervels, de lendenwervels en de gewrichten daartussen tot aan het heiligbeen.
> - Het meest mobiele deel in de flexierichting hiervan is de overgang borstwervelkolom/lendenwervelkolom. Het effect van de rechte buikspier heeft daarom vooral betrekking op dit gebied. Dat wil zeggen dat hij de neiging heeft om de rug rond te maken ter hoogte van de onderste ribben voordat hij dat doet ter hoogte van de taille. Hij maakt het midden van de rug dus ronder dan het lumbale gebied.
> Als men juist het lumbale gebied ronder wil maken, moet men (met andere spieren) verhinderen dat het midden van de rug rond wordt gemaakt.

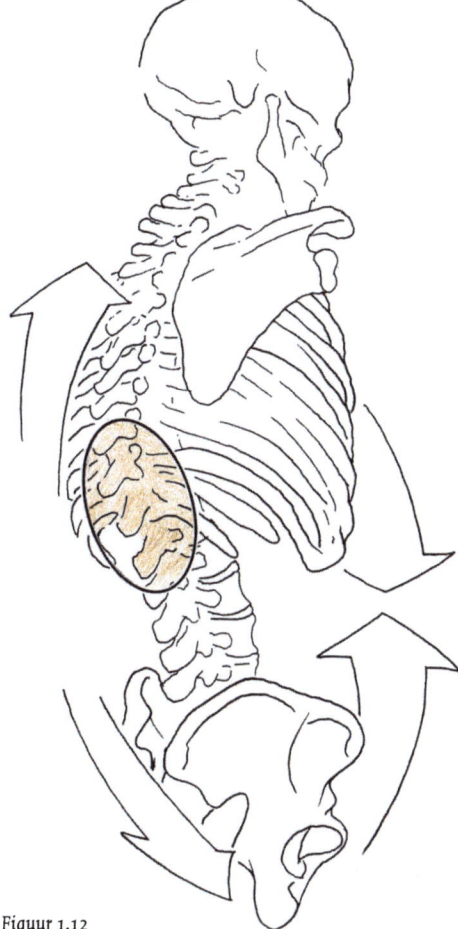

Figuur 1.12

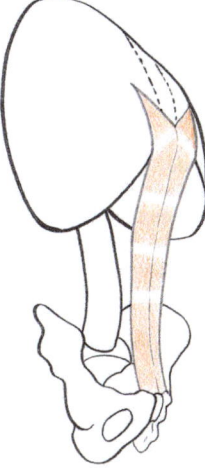

Figuur 1.13

Omdat de beide rechte buikspieren in de lengterichting voor de romp liggen, bewegen ze deze op symmetrische wijze direct naar voren.

1.2.3 Wat is de werking van de rechte buikspier op de buikorganen?

Tijdens het aanspannen (contractie) van de rechte buikspier worden de buikorganen naar achteren geduwd. Ze komen daardoor dichter bij de wervelkolom te liggen (fig. 1.13).

> **!** De buikorganen nemen bij deze contractie niet in volume af. Dat is onmogelijk, want ze zijn met vocht gevuld en kunnen daardoor niet worden samengeperst. Ze veranderen wel van vorm: ze gaan meer aan de zijkant van de buikholte liggen of ze verplaatsen zich naar boven (in de richting van de borstholte) of naar beneden (in de richting van het bekken).

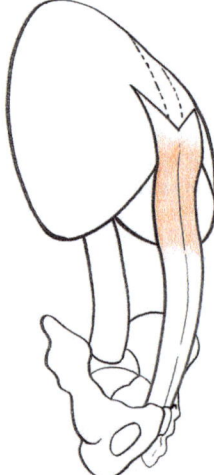 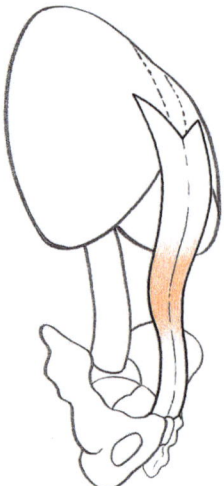 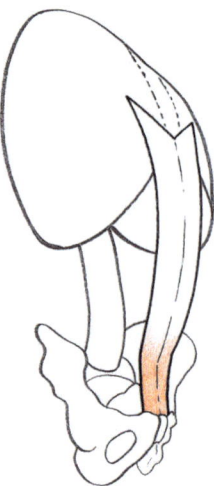

Figuur 1.14 Contractie ter hoogte van de ribben.

Figuur 1.15 Contractie ter hoogte van de navel.

Figuur 1.16 Contractie direct boven het bekken.

De rechte buikspier contraheert zelden in zijn geheel; hij kan dat per zone. Hij kan bijvoorbeeld alleen contraheren ter hoogte van de ribben (fig. 1.14), ter hoogte van de navel (fig. 1.15) of direct boven het bekken (fig. 1.16). Zo kan de buik 'etagegewijs' naar binnen worden getrokken.

> **H** De rechte buikspieren bepalen in welke richting de buikorganen verplaatst worden; naar boven of naar beneden. Hun activiteit komt bij die van de overige buikspieren maar die van de rechte buikspieren is de belangrijkste.

Ook kunnen, door opeenvolgende contracties van delen van de rechte buikspieren, de buikorganen in de richting van de borstholte of in de richting van het bekken worden verplaatst.

1.2.4 De schuine en dwarse buikspieren en de witte lijn (linea alba)

Links en rechts van de rechte buikspieren liggen drie lagen van buikspieren, die elkaar bijna geheel bedekken (fig. 1.17). Van diep naar oppervlakkig worden deze lagen gevormd door de volgende drie spieren (fig. 1.18):
1. dwarse buikspier (m. transversus abdominis);
2. binnenste schuine buikspier (m. obliquus internus abdominis);
3. buitenste schuine buikspier (m. obliquus externus abdominis).

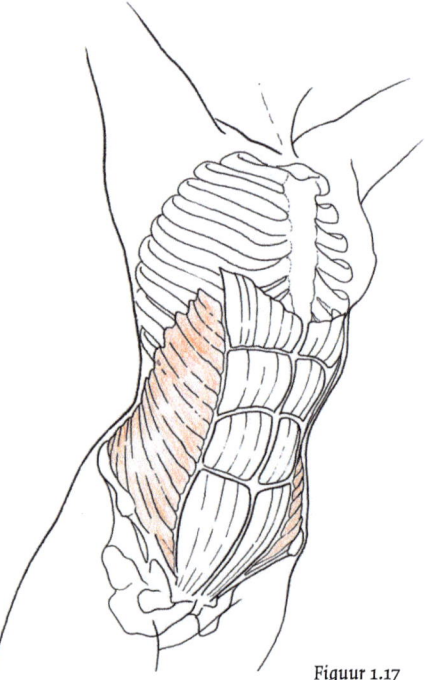

Figuur 1.17

Deze driedubbele laag kan bij magere personen dun zijn. Bij zeer gespierde personen kan deze laag ook buiten het bekken uitsteken. Dat uitsteken kan ook het gevolg zijn van een vetlaag - dat is natuurlijk heel wat anders dan een spierlaag.

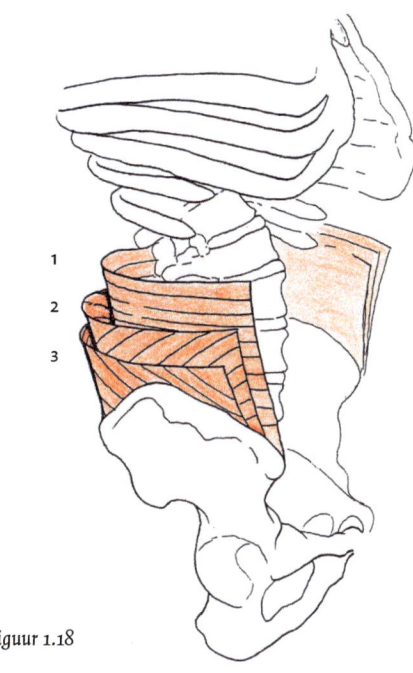

Figuur 1.18

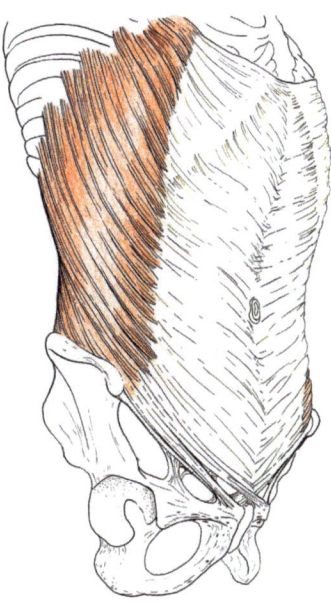

Figuur 1.19 Buitenste schuine buikspier met zijn peesblad.

Aan de voorzijde van de buikwand komen de peesbladen (aponeuroses) van de links en rechts gelegen buikspieren bij elkaar. De vezels van deze peesbladen overkruisen elkaar in de middenlijn. Deze overkruising vormt een 'bindweefsellijn', de linea alba ofwel witte lijn.

Deze overkruising vormt een sterke structuur die krachten kan overdragen. Toch kunnen we in deze lijn soms zwakke plekken aantreffen waar zich een hernia (breuk) kan ontwikkelen (zie herniae van de linea alba, par. 2.9).

1.2.5 De peesbladen van de buikspieren

Op figuur 1.19 is de buitenste schuine buikspier met zijn peesblad te zien. Voor iedere spier, en dus ook voor de buikspieren, geldt dat we er rode en witte delen aan kunnen onderscheiden:
- het rode gedeelte bestaat uit contractiele vezels (die kunnen zich actief samentrekken); dit is het 'actieve' gedeelte van de spier;
- de lichtgekleurde laag is niet-contractiel.

Deze lichtgekleurde laag is het peesblad ofwel aponeurose van de spier. Dit kan in twee vormen en functies voorkomen:
- op sommige plekken ligt het als een hoes om de spier;
- op andere plekken is het een voortzetting van het contractiele gedeelte van de spier en een laag van vezels die trekkrachten kan overbrengen.

Bij de buikspieren bevinden deze peesbladen zich aan de voorzijde van de buik; ze worden de ventrale aponeurose genoemd.

De peesbladen van de schuine en dwarse buikspieren

De schuine en dwarse buikspieren zijn elk door twee peesbladen omhuld: een diep en een oppervlakkig peesblad. Er zijn dus zes aponeuroses. Aan de voorzijde van de buikholte houdt het contractiele gedeelte van de spieren op.

De zes peesbladen komen aan de voorzijde laagsgewijs op elkaar te liggen. Dan ordenen de vezels zich opnieuw en gaan de rechte buikspier omhullen om vervolgens ter hoogte van de middenlijn weer bij elkaar te komen. Ze vormen zo de witte lijn of linea alba (fig. 1.20).

Bij het ordenen van de vezels gaat het om een nogal ingewikkelde reorganisatie, die (afhankelijk van de plaats in de buikwand) verschillend is:
- in het bovenste gedeelte van de buikwand (boven de navel) lopen de peesbladen van de dwarse buikspier en het diepe peesblad van de binnenste schuine buikspier achter de rechte buikspier langs, terwijl de peesbladen van de buitenste schuine buikspier en het oppervlakkige peesblad van de binnenste schuine buikspier voor de rechte buikspier langs lopen;

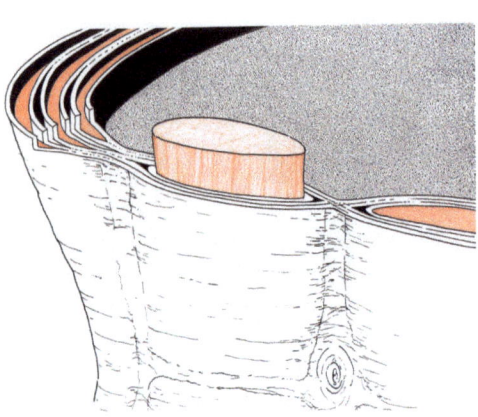

Figuur 1.20 *Rechte, dwarse en schuine buikspieren met de bijbehorende peesbladen. In het midden is de linea alba te zien.*

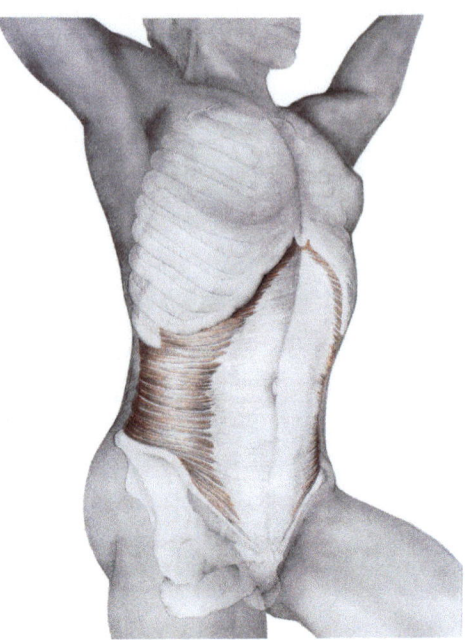

Figuur 1.21 *De rode contractiele (samentrekbare) vezels lopen horizontaal aan de zijkant van de taille.*

- in het onderste gedeelte van de buikwand lopen de peesbladen van alle schuine en dwarse buikspieren aan de voorzijde van de rechte buikspier. Dit gebied is in het onderste deel van de buik zichtbaar. Er wordt hierdoor een horizontale lijn gevormd. Onder deze lijn lijkt de buikwand wat ingetrokken.

(fig. 1.23). Dit is de zogenaamde crista iliaca. Hij loopt door tot de liesband (lig. inguinale), een plooi van het peesblad ter hoogte van de lies.

1.3 De dwarse buikspier (m. transversus abdominis)

1.3.1 Waar ligt de dwarse buikspier?

Er ligt een dwarse buikspier (m. transversus abdominis) links en rechts van de middenlijn. Van de drie lagen buikspieren aan de zijkant van de romp is dit de diepste laag (fig. 1.22). Deze ligt bijna tegen de buikorganen aan en is er slechts door een vlies (fascia) van gescheiden. De beide andere buikspieren bedekken de dwarse buikspier laagsgewijs.

AANHECHTING

Aan de bovenzijde zit de spier vast aan de binnenzijde van het onderste deel van de borstkas (thorax). Aan de onderzijde zit hij vast aan het bekken op de plek waar we de handen op de heupen leggen

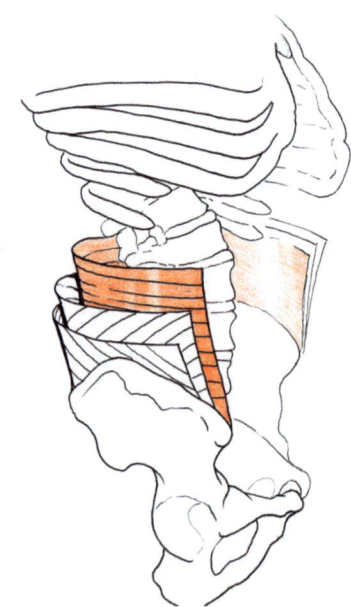

Figuur 1.22

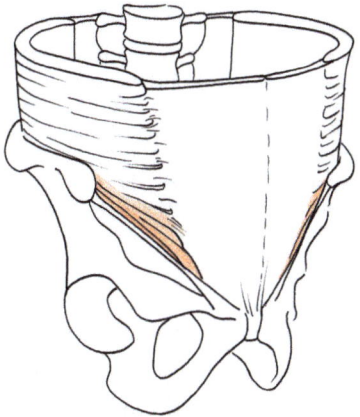

Figuur 1.23

 Aan de voorzijde van de buikwand gaan de vezels van de dwarse buikspier deel uitmaken van het voorste peesblad (ventrale aponeurose). We hebben het er over gehad dat de spier twee peesbladen heeft, een diepe en een oppervlakkige.
Op een derde van onderen lopen deze peesbladen aan de voorzijde van de rechte buikspier. In het twee derde gedeelte hierboven lopen beide peesbladen achter de rechte buikspier.

1.3.2 Wat is de werking van de dwarse buikspier op het skelet?

De dwarse buikspier kan het bekken niet omhoogtrekken doordat de contractiele vezels evenwijdig aan het bekken lopen.
Hij brengt de wervels niet in beweging. Of liever gezegd: brengt ze bijna niet in beweging. Men zou het effect van samentrekking van deze spier kunnen zien als een samenpersen van de rompwand waardoor de lendenwervels opgericht zouden kunnen worden (fig. 1.24). Maar daarbij ga je ervan uit dat de spier aan de voorzijde gefixeerd is. Dit gedeelte van de rompwand is echter zeer gemakkelijk te vervormen en komt als eerste in beweging. Het bovengenoemde effect op de wervels is dus meer theoretisch en in ieder geval is het effect heel klein.

 Samentrekking van de dwarse buikspier heeft weinig effect op het skelet. Het is het geringste effect van alle buikspieren. Hij heeft vooral effect op de buikorganen.

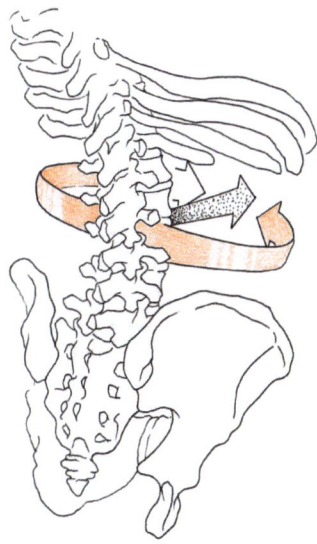

Figuur 1.24

De dwarse buikspier kan de ribben van beide zijden naar elkaar toe trekken (fig. 1.25). Dit effect is minimaal, want op deze hoogte zijn de spiervezels erg kort.

1.3.3 Wat is de werking van de dwarse buikspier op de buikorganen?

Activiteit van de dwarse buikspier kan twee verschillende effecten hebben op twee verschillende plaatsen van de buikwand.
Hij heeft een belangrijk effect in het gebied tussen de ribben en het bekken (fig. 1.26). Hier zijn de spiervezels het langst en het talrijkst. Als ze samentrekken wordt de omtrek van de taille kleiner.

De buikorganen veranderen dan van vorm.
Ze verplaatsen daarbij naar:
– boven in de richting van de borstkas;
– beneden in de richting van het bekken.
  Dit is de richting die we het meest zien als iemand rechtop staat; de zwaartekracht trekt ze immers al in die richting.

 Het volume van de buikorganen wordt hierbij niet kleiner. Dat is onmogelijk doordat de met vocht gevulde organen niet samendrukbaar zijn.

Een specifiek, subtiel, effect zien we onderin bij de liesband (lig. inguinale).

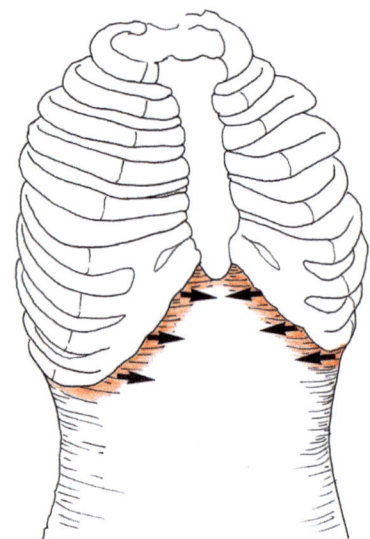

Figuur 1.25

ook ondersteund worden door de andere buikspieren, te weten:
- *de rechte buikspier*, die de buikorganen weer omhoog of weer omlaag kan laten gaan;
- *de binnenste schuine buikspier*, die vooral het bovenste deel van de buikwand intrekt en dus de buikorganen laat dalen;
- *de buitenste schuine buikspier*, die vooral het onderste deel van de buikwand intrekt en dus de buikorganen laat stijgen.

1.4 De binnenste schuine buikspier (m. obliquus internus abdominis)

Doordat de dwarse buikspieren samentrekken, versterken ze de buitenrand van het lig. inguinale (fig. 1.27). Dit effect draagt bij aan dat van de binnenste schuine buikspier (m. obliquus internus abdominis) (fig. 1.28). Samen omvatten ze het onderste deel van de buikholte.
De dwarse buikspier kan zone voor zone samentrekken.
De dwarse buikspier is meer de spier van de slanke taille dan van de platte buik. Zijn vermogen om de buikorganen naar het bekken of naar de borstkas toe te bewegen is niet zo groot. Daarom moet deze actie

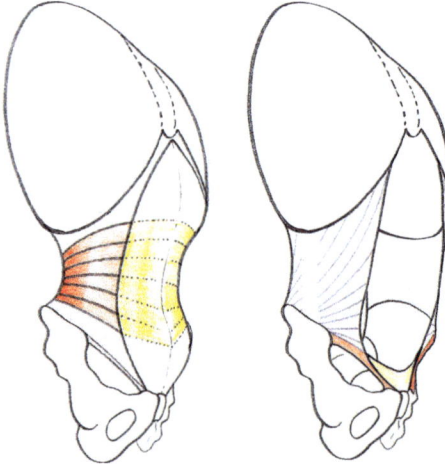

Figuur 1.26   Figuur 1.27

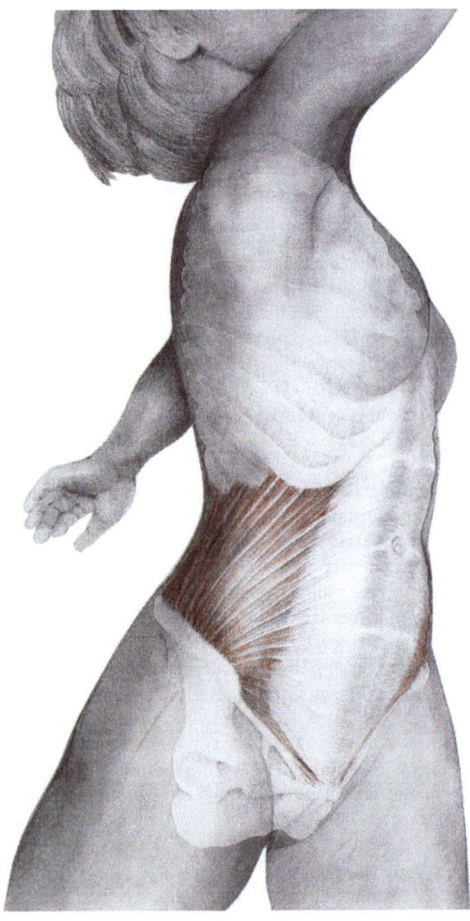

Figuur 1.28 *De contractiele vezels (rood) van de binnenste schuine buikspier lopen om de zijkanten van de taille en stijgen van achter naar voor, van het bekken naar de ribben.*

1.4.1 Waar ligt de binnenste schuine buikspier?

De binnenste schuine buikspier (m. obliquus internus abdominis) gaat aan de voorkant over in een dubbel peesblad. Op de mediaanlijn van de buik komen de peesbladen van de linker- en de rechterspier bij elkaar en maken dan deel uit van de witte lijn (linea alba).
Er is een linker en een rechter binnenste schuine buikspier. Van de drie lagen buikspieren aan de zijkant van de buik is dit de middelste laag (fig. 1.29). Hij ligt tussen de dwarse buikspier en de buitenste schuine buikspier.

AANHECHTING

Aan de bovenzijde zit de binnenste schuine buikspier vast aan de rand van de borstkas (thorax).
Aan de onderzijde zit hij vast aan het bekken (aan de crista iliaca); dat is waar we onze handen op de heupen leggen. Hij loopt door in het lig. inguinale (liesband) dat de liesplooi vormt. In dit lage gedeelte van de buikwand heeft hij de langste en belangrijkste spiervezels van de drie spierlagen aan de zijkant.

1.4.2 Wat is de werking van de binnenste schuine buikspier op het skelet?

De binnenste schuine buikspier trekt het bekken zijwaarts in de richting van de ribben (fig. 1.30). Deze

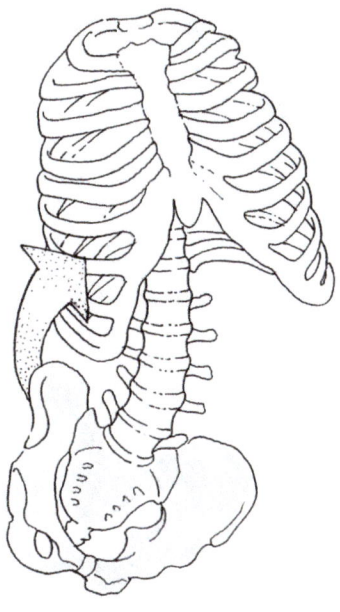

Figuur 1.30 *De binnenste schuine buikspier kan het bekken aan één zijde naar boven trekken.*

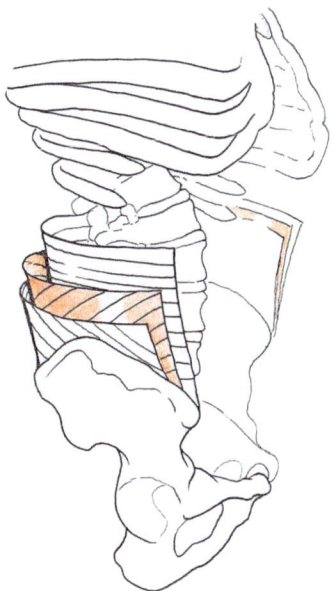

Figuur 1.29 *De binnenste schuine buikspieren vormen de middelste van de drie lagen buikspieren aan de zijkant van de romp.*

beweging van het bekken heet een zijwaartse bekkenkanteling ofwel lateroversie. Hij kan het bekken in de gekantelde stand fixeren of hij kan voorkomen dat het bekken een kanteling maakt naar de andere zijde.
De binnenste schuine buikspier kan het bekken roteren (fig. 1.31). Hij kan het bekken in deze stand fixeren of hij kan voorkomen dat het bekken in de tegenovergestelde richting roteert.
De binnenste schuine buikspier kan de voorzijde van de borstkas naar beneden en naar de zijkant van het bekken trekken (fig. 1.33). De borstkas plat daarbij wat af en komt meer in de breedte te liggen. Als de ribben op deze wijze naar beneden worden gebracht hebben we de neiging om een uitademing te maken. De spier kan de ribben in deze positie fixeren of hij kan voorkomen dat de ribben weer omhoog gebracht worden.
Op indirecte wijze kan de binnenste schuine buikspier enkele wervels in beweging brengen (fig. 1.32). Doordat hij in zijwaartse richting aan het bekken en/of aan de ribben trekt, kan hij de wervelkolom in die richting laten overhellen (lateroflexie) en/of roteren naar de kant van de contraherende spier. Hij kan dit slechts op indirecte wijze doen omdat hij niet aan de wervels vast zit.

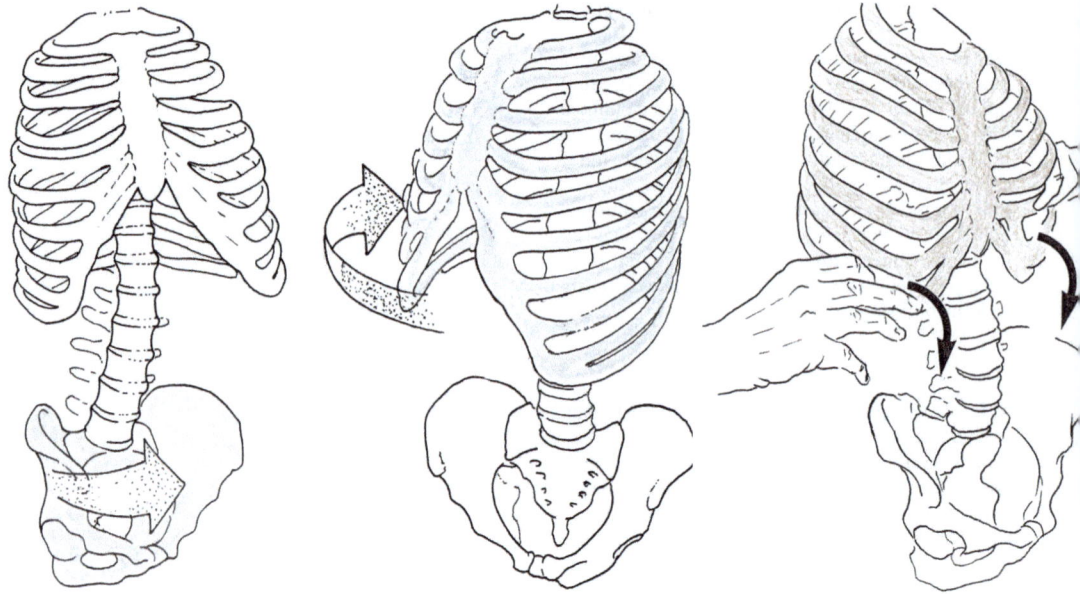

Figuur 1.31 De binnenste schuine buikspier draait de bekkenhelft naar voren aan de kant waar hij contraheert (samentrekt).

Figuur 1.32 De binnenste schuine buikspier draait de thorax naar achteren aan de kant waar hij roteert.

Figuur 1.33 De binnenste schuine buikspier kan de voorzijde van de thorax naar beneden trekken.

> **H** Doordat de vezels van de binnenste schuine buikspier schuin op de beide zijkanten van de romp liggen, kunnen ze de romp roteren naar de kant van de contraherende spier.

1.4.3 Wat is werking van de binnenste schuine buikspier op de buikorganen?

Activiteit van de binnenste schuine buikspieren kan twee verschillende effecten hebben op twee verschillende plaatsen van de buikwand.
Het sterkste effect heeft hij boven de navel, waar zich de langste spiervezels bevinden (fig. 1.34). Hij snoert daar de buikorganen samen.

> **!** Het volume van de met vocht gevulde buikorganen neemt daarbij niet af. Onder invloed van de contractie veranderen ze echter van vorm en verplaatsen zich meer naar beneden (naar het bekken) of naar de zijkant van de buikholte.

Aan de onderzijde zien we een wat subtieler effect ter hoogte van het lig. inguinale (liesband) (fig. 1.35). De aan de onderzijde gelegen spiervezels zijn hier het langst. Als ze samentrekken versterken ze de rand van het lig. inguinale en omvatten met de andere buikspieren het onderste deel van de buikholte.

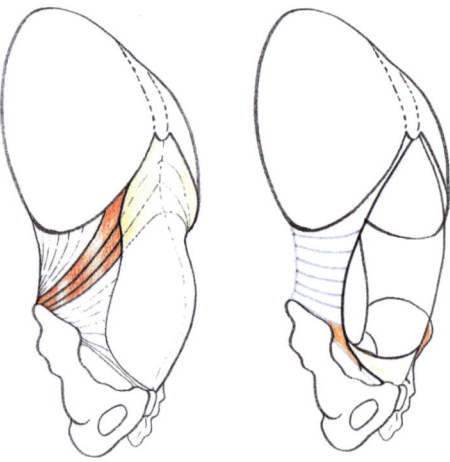

Figuur 1.34

Figuur 1.35

De binnenste schuine buikspier kan zone voor zone samentrekken. Hij kan bijvoorbeeld alleen boven de navel samentrekken of alleen ter hoogte van de navel of alleen ter hoogte van de bekkenrand. Zo kan de buik 'etagegewijs' worden ingetrokken.

> **H** Het sterkste effect van de binnenste schuine buikspier is het intrekken van de buik in het gedeelte boven de navel. Meestal zijn daarbij ook de andere buikspieren actief.

1.5 De buitenste schuine buikspier (m. obliquus externus abdominis)

1.5.1 Waar ligt de buitenste schuine buikspier?

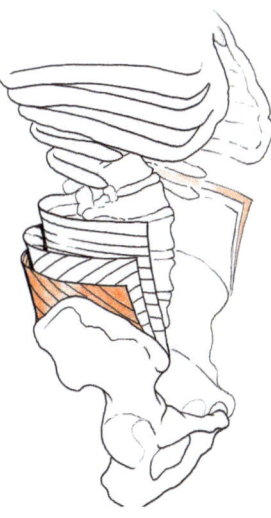

Figuur 1.37 *De buitenste schuine buikspier.*

Zowel aan de linker- als de rechterkant van de romp ligt een buitenste schuine buikspier (m. obliquus externus abdominis). Van de drie lagen buikspieren aan de zijkant van de buikwand is dit de meest oppervlakkige. Hij ligt direct onder de huid. Er liggen

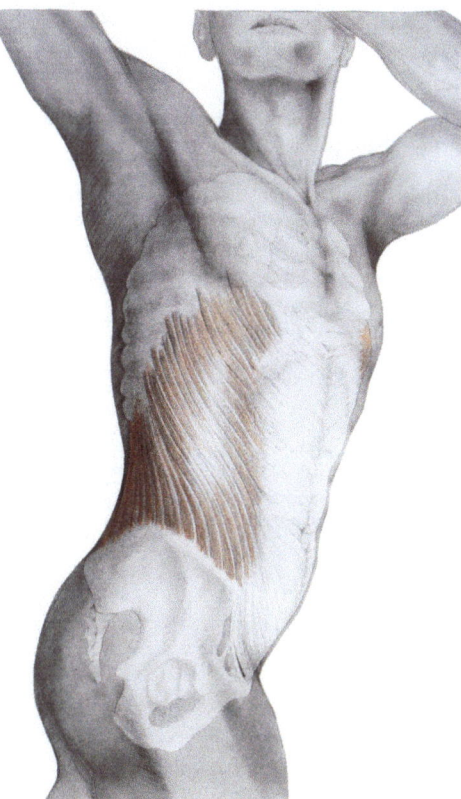

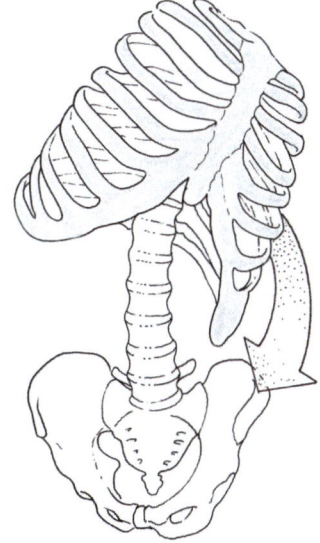

Figuur 1.36 *Aan de voorzijde zet de spier zich voort in een dubbel peesblad (aponeurose). De peesbladen van de linker en rechter buitenste schuine buikspier komen samen in de witte lijn (linea alba).*

Figuur 1.38 *Hij brengt het bekken en de ribben zijwaarts dichter bij elkaar. Hierbij kan het bekken zijwaarts worden gekanteld (lateroversie) of de wervelkolom zijwaarts worden gebogen (lateroflexie).*

dus twee lagen buikspieren onder deze spier: de binnenste schuine buikspier en de dwarse buikspier (zie ook fig. 1.18).

AANHECHTING

Aan de bovenzijde zit de schuine buikspier vast aan de zijkant en de voorzijde van de borstkas.
Aan de onderzijde zit hij vast aan het bekken op de plek waar we de handen op de heupen leggen: de crista iliaca. Hij loopt met bindweefselvezels door tot aan de liesband (lig. inguinale) die de liesplooi vormt.

> **H** De contractiele vezels (rood) van de m. obliquus externus abdominis lopen over de zijkant van de ribben en de taille en dalen af naar de voorzijde tot juist boven het bekken (zie fig. 1.36).

1.5.2 Wat is de werking van de buitenste schuine buikspier op het skelet?

Ten eerste kan de buitenste schuine buikspier het bekken en de ribben naar elkaar toe trekken (fig. 1.38). Hij kan het bekken ook in deze stand fixeren of de beweging in tegengestelde richting verhinderen. De buitenste schuine buikspier kan het bekken aan dezelfde zijde naar achteren roteren (fig. 1.39). Hij kan het bekken ook in deze stand fixeren of de beweging in de tegengestelde richting verhinderen.
Ten tweede kan de buitenste schuine buikspier de borstkas naar het bekken toe bewegen. De ribben dalen daarbij naar het midden van de romp en de borstkas wordt smaller (fig. 1.41). Als deze niet van vorm verandert roteert de buitenste schuine buikspier de borstkas naar voren.
Wanneer we de ribben laten dalen hebben we de neiging om uit te ademen.
Ten derde kan de buitenste schuine buikspier indirect een aantal wervels bewegen. Doordat hij het bekken en/of de ribben zijwaarts trekt, kan hij de wervelkolom laten overhellen (lateroflexie) en naar achteren roteren ter hoogte van de taille (fig. 1.41). Let op: hij kan dit niet op een directe manier uitvoeren, want hij zit niet aan de wervels vast.

> **H** Doordat de vezels van de buitenste schuine buikspier schuin op de beide zijkanten van de romp liggen kunnen ze de romp naar de andere zijde roteren.

1.5.3 Wat is de werking van de buitenste schuine buikspier op de buikorganen?

Activiteit van de buitenste schuine buikspieren kan twee verschillende effecten hebben op twee verschil-

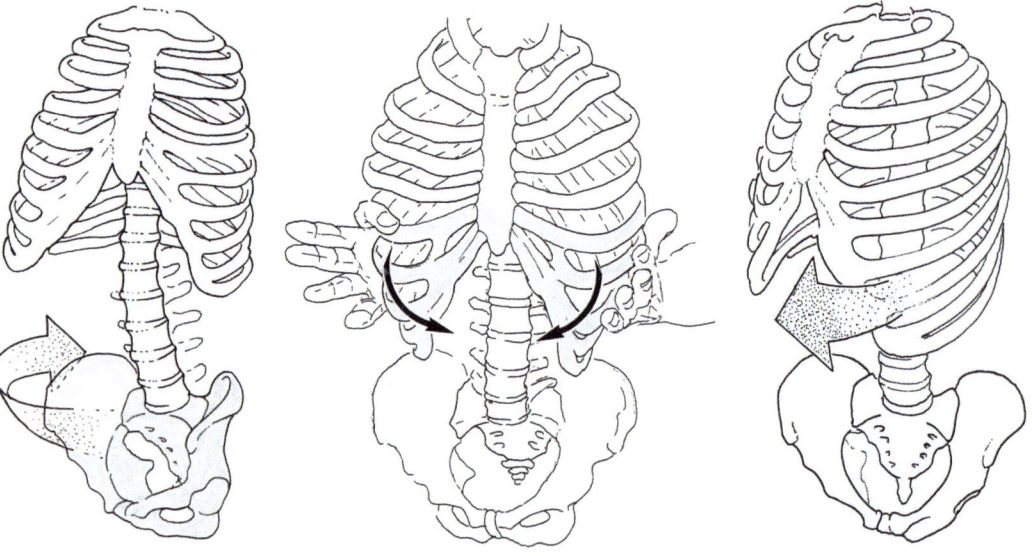

Figuur 1.39 Aan de zijde waar de spier samentrekt kan hij het bekken naar achteren roteren. De thorax is dan gefixeerd.

Figuur 1.40 Hij kan de ribben doen dalen. Hij kan de ribben in deze stand fixeren of hij kan verhinderen dat de ribben weer een hogere stand innemen.

Figuur 1.41 Aan de zijde waar de spier samentrekt kan hij de thorax naar voren roteren. Het bekken is dan gefixeerd.

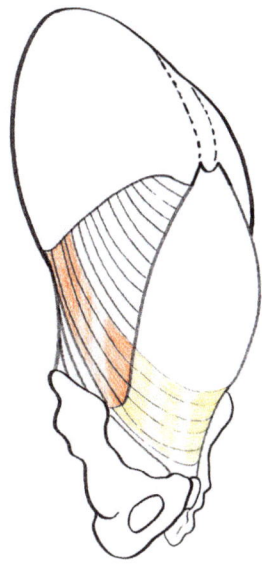 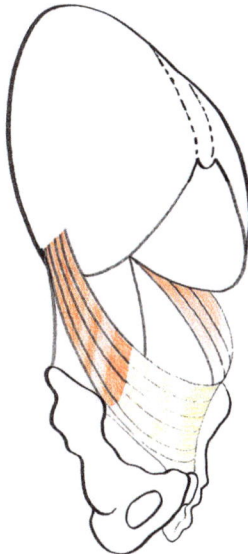 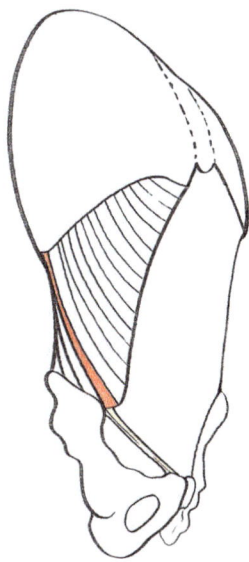

Figuur 1.42   Figuur 1.43   Figuur 1.44

lende plaatsen van de buikwand.
Het sterkste effect heeft hij onderin de buikwand. Hier zijn de spiervezels het langst. Bij contractie drukt hij vooral de buikorganen onder de navel samen (fig. 1.42).
Het volume van de met vocht gevulde buikorganen neemt daarbij niet af. Onder invloed van de contractie veranderen ze echter van vorm en verplaatsen zich meer naar boven in de buikholte (naar de ribben) (fig. 1.43).

> **H** De buitenste schuine buikspier kan de ligging van de buikorganen beïnvloeden; zowel van onder naar boven (in de richting van de borstkas) als ook van links naar rechts en omgekeerd. Deze activiteit is vaak gecombineerd met die van de overige buikspieren.

Helemaal onderin de buikwand zien we een bijzonder effect van de contractie (fig. 1.44): de vezels die afkomstig zijn van de negende en tiende rib lopen door in het lig. inguinale, dat soms beschouwd wordt als de pees van de buitenste schuine buikspier. Bij contractie van deze vezels spant het lig. inguinale aan en ondersteunt zo de onderzijde van de buikholte.

De buitenste schuine buikspier kan zone voor zone samentrekken. Hij kan bijvoorbeeld meer samentrekken ter hoogte van de taille of meer ter hoogte van de ribben. De buitenste schuine buikspier kan zo 'etagegewijs' de buik intrekken.
Als de buitenste schuine buikspier slechts aan één zijde contraheert, worden de buikorganen naar de andere kant geduwd: hij kan de organen zijwaarts verplaatsen.
De buitenste schuine buikspier kan de buikorganen van beneden naar boven in de richting van de borstholte verplaatsen. Hij kan de organen ook naar links of naar rechts verplaatsen.
Deze spier is vaak tegelijk actief met de andere buikspieren.

2 Sleutelbegrippen

2.1 Bekken en liesband

Het bekken heeft een trechtervorm en bestaat uit vier botten.
We kunnen de bovenzijde van het bekken voelen als we onze handen in de zij leggen (fig. 2.1). Dit bovenste gedeelte heet de crista iliaca (rand van het darmbeen). Het puntige deel hiervan dat het meest naar voren steekt heet de SIAS (spina iliaca anterior superior). De onderzijde van het bekken kunnen we voelen als we op een harde stoel zitten: dit zijn de zitbeenknobbels (tuber ischiadicum). Voor en onder de beide darmbeenderen liggen de beide schaambeenderen (os pubis).

De vier botten van het bekken zijn (fig. 2.2):
- twee darmbeenderen (os ilium),
- het heiligbeen (os sacrum),
- het staartbeen (os coccygis).

 Met de aanduiding 'schaamstreek' wordt het gebied aangeduid dat wordt gevormd door het linker- en rechterschaambeen (os pubis) en de verbinding van vezelkraakbeen tussen beide.

Het bekken en de buikspieren

De buikspieren zitten niet vast aan het heiligbeen en aan het staartbeen. Ze hebben wel aanhechtingspunten op het:
- *darmbeen*: aan de crista iliaca zitten de dwarse buikspier en de binnenste en buitenste schuine buikspier vast;
- *schaambeen*: hieraan zit de rechte buikspier vast (fig. 2.3).

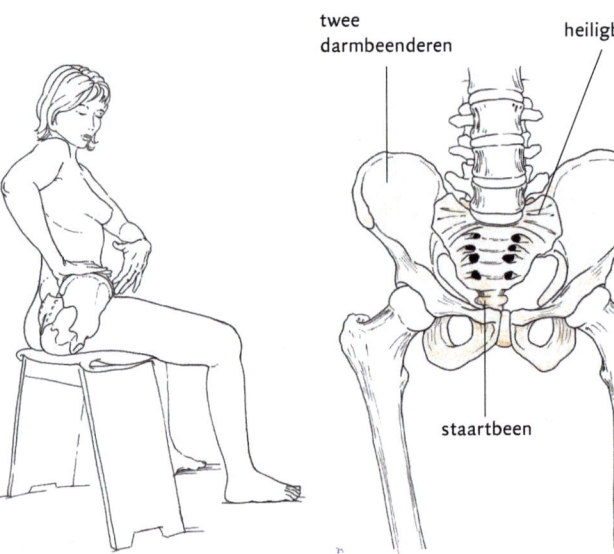

Figuur 2.1 Positie van de crista iliaca.

Figuur 2.2 Het bekken.

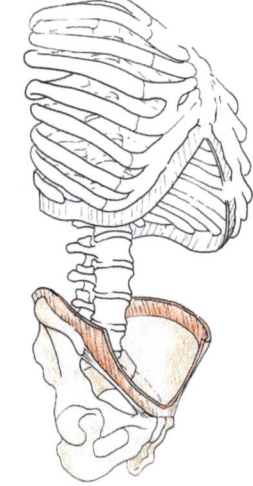

Figuur 2.3 Aanhechting van de buikspieren op het bekken.

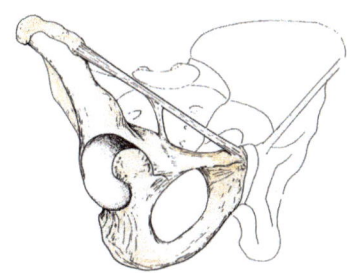

Figuur 2.4 De liesband.

De liesband

De liesband (ligamentum inguinale, afgekort tot lig. inguinale) is een bindweefselstreng die vanaf de SIAS tot aan het schaambeen loopt (fig. 2.4). De aan de onderzijde gelegen vezels van de schuine en dwarse buikspieren zitten hieraan vast.
De contractiele (die kunnen samentrekken) vezels van de dwarse buikspier lopen tot halverwege het lig. inguinale. Die van de binnenste schuine buikspier lopen verder door tot aan het schaambeen. Deze vezels gaan bij de man daarna over in de m. cremaster, een spier van het scrotum. De contractiele vezels van de buitenste schuine buikspier lopen tot aan de SIAS. Het lig. inguinale kan beschouwd worden als het laatste stuk van de contractiele vezels die van de 9^e en 10^e rib komen; alsof het lig. inguinale de eindpees is van deze vezels.

2.2 Hoe kunnen de buikspieren het bekken in beweging brengen?

Er zijn bepaalde bewegingen van het bekken die een direct gevolg zijn van de activiteit van de buikspieren.

RETROVERSIE

Bij de retroversiebeweging (achteroverkanteling) beweging wordt de crista iliaca naar achteren gebracht en de SIAS naar achteren en omhoog (fig. 2.5). Dit gaat vaak gepaard met een afname van de holling in het lendengedeelte van de rug.
De rechte buikspier geeft retroversie van het bekken.

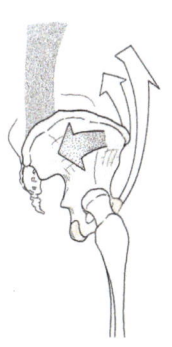

Figuur 2.5 Retroversie.

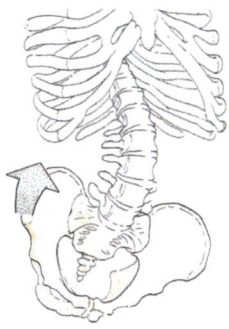

Figuur 2.6 Lateroversie.

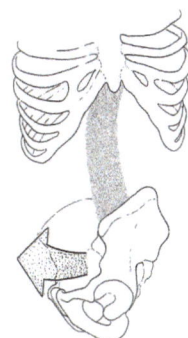

Figuur 2.7 Rotatie.

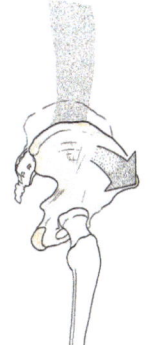

Figuur 2.8 Anteversie.

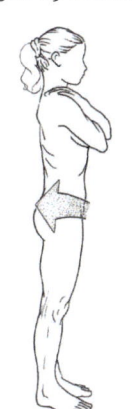

Figuur 2.9 Retroversie.

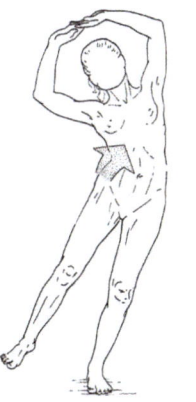

Figuur 2.10 Lateroversie.

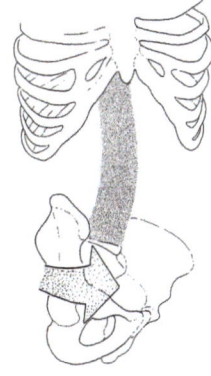

Figuur 2.11 Rotatie.

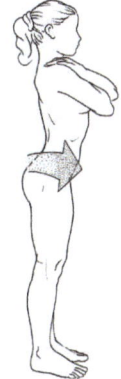

Figuur 2.12 Verdieping van de lumbale lordose tijdens anteversie.

LATEROVERSIE

Bij lateroversie van het bekken kantelt het bekken zijwaarts (fig. 2.6 en 2.10).

ROTATIE

Het bekken kan in beide richtingen roteren (fig. 2.7 en 2.11). De beide schuine buikspieren zijn belangrijke spieren bij de lateroversie en de rotatie van het bekken.

ANTEVERSIE

De beweging van het bekken die niet wordt uitgevoerd door de buikspieren is de anteversie (vooroverkanteling). Hierbij wordt de crista iliaca naar voren gebracht en de SIAS naar voren en naar beneden (fig. 2.8). Dit gaat vaak gepaard met een toename van de holling in het lendengedeelte van de rug, een zogenaamde lordose (fig. 2.12).

De buikspieren (vooral de rechte buikspier) kunnen de anteversiebeweging van het bekken afremmen of door fixatie voorkomen.

2.3 Wervelkolom en lumbale (lenden)wervelkom

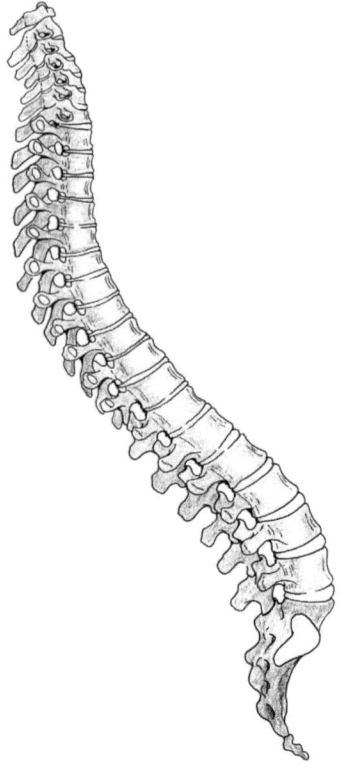

Figuur 2.14 *De wervelkolom heeft drie krommingen.*

2.3.1 De wervelkolom

De 'as' van het skelet wordt gevormd door de wervelkolom (fig. 2.13). Deze bestaat uit 24 wervels, het heiligbeen en het staartbeen. Binnen de wervelkolom liggen het ruggenmerg en de spinale zenuwen. De wervelkolom is verbonden met het hoofd, de borstkas en het bekken en heeft drie krommingen die in zijaanzicht te zien zijn (fig. 2.14).

De wervelkolom telt 74 gewrichten, waarvan er 23 gevormd worden door de tussenwervelschijven. Hij kan op het ene moment een stijve, dragende kolom voor de romp zijn en op het andere moment een flexibele verbinding vormen. Dit is te danken aan de talrijke spieren die de wervelkolom kunnen fixeren of in beweging brengen.
De buikspieren kunnen de wervelkolom fixeren, maar ook in beweging brengen. Ze doen dit in het lumbale en laagthoracale (borst)gebied. Doordat de buikspieren niet aan de wervelkolom vastzitten, is deze activiteit altijd indirect, namelijk door het in beweging brengen van de borstkas of het bekken.

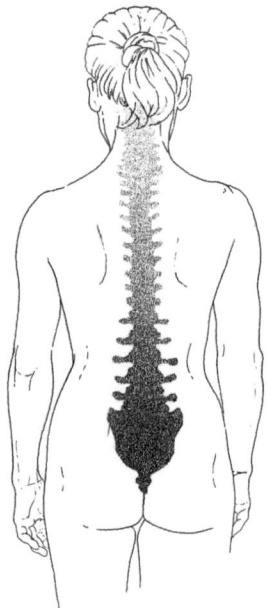

Figuur 2.13 *De wervelkolom.*

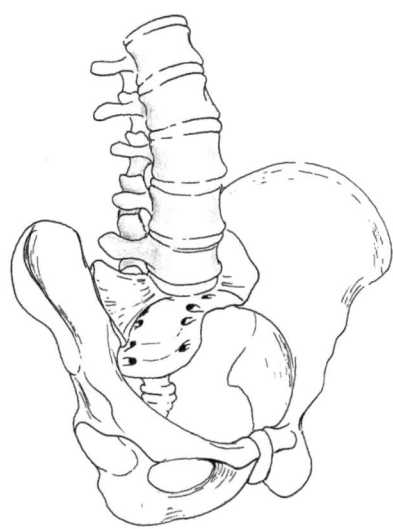

Figuur 2.15 *De lumbale wervelkolom.*

2.3.2 De lumbale wervelkolom (lendenwervelkolom)

De lumbale wervelkolom is het deel van de wervelkolom dat de taille tussen de ribben en het bekken vormt (fig. 2.15). Het is een gebied dat zowel heel sterk is (omdat het de onderste wervels zijn), maar ook heel beweeglijk (omdat er geen ribben zijn).

 Dit gebied van de lumbale wervelkolom is vaak pijnlijk, in het bijzonder tussen de vijfde lendenwervel (L5) en het heiligbeen (S1) en tussen L4 en L5. Hier treedt de grootste belasting op. De bron van de pijn kan liggen in de tussenwervelschijven (hernia), de zenuwen die hier langs lopen (n. ischiadicus) of in de banden en spieren die de wervels verbinden.

De bewegingen van de lumbale en laagthoracale (borst) wervelkolom

EXTENSIE

Wanneer de wervelkolom zich naar achteren kromt heet dat een extensie (fig. 2.16). De kromming zelf noemt men een lordotische bocht of korter: lordose. De buikspieren hebben soms de taak om deze lordose te voorkomen.

 Het onderste gedeelte van de wervelkolom (L5-S1 en L4-L5) is heel beweeglijk in de extensierichting. Wat hoger (L1) en ter hoogte van de twee laatste borstwervels (Th11 en Th12) is de mobiliteit in flexierichting veel groter. In dit gebied wordt als eerste bewogen als de buikspieren in actie komen.

FLEXIE

Wanneer de wervelkolom in de omgekeerde richting beweegt, spreekt men van een flexie ofwel buiging (fig. 2.17). Deze beweging is in de lage lendenwervelkolom beperkt, maar wordt duidelijker in het gebied boven de taille.

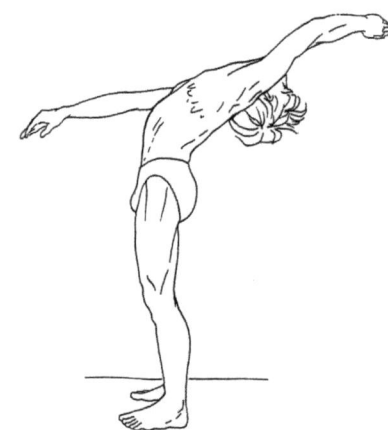

Figuur 2.16 *Extensie van de wervelkolom.*

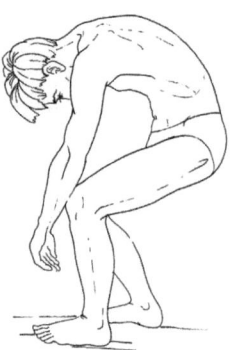

Figuur 2.17 *Flexie van de wervelkolom.*

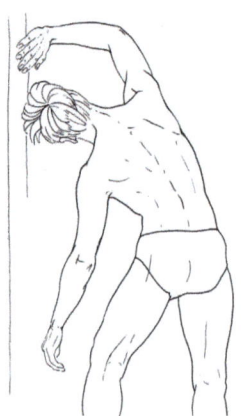 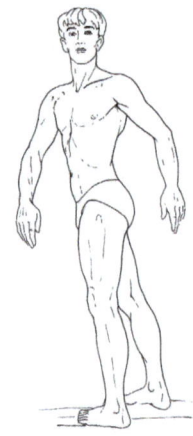

2.4 Tussenwervelschijf

Een tussenwervelschijf bestaat uit vezelig kraakbeen en verbindt twee wervels; nauwkeuriger gezegd twee wervellichamen (het voorste deel van een wervel) (fig. 2.20).

Een discus lijkt eigenlijk een beetje op een ui (fig. 2.21). Hij bestaat uit een centraal gelegen, met gel gevulde, kern, de nucleus, en hieromheen concentrisch gelegen lagen van vezelig kraakbeen: de anulus(ring).

Figuur 2.18 Lateroflexie van de wervelkolom.

Figuur 2.19 Rotatie van de wervelkolom.

> **Welke oefeningen belasten de discus het meest?**
>
> – De crunch, indien hierbij volledig omhoog wordt gekomen of indien deze met een holle rug wordt uitgevoerd (zie p. 57-59).
> – Het heffen van de benen, indien hierbij het bekken niet wordt gefixeerd (zie p. 65).
> – Torsie van de romp (zie p. 70).

LATEROFLEXIE

Wanneer de wervelkolom zich zijwaarts kromt spreken we van een lateroflexie (fig. 2.18). Door remming van de banden kan deze beweging niet in de twee onderste 'etage's' van de wervelkolom worden uitgevoerd.

ROTATIE

Rotatie van de lendenwervelkolom is vrijwel niet mogelijk. Dit is het gevolg van de bouw van de lendenwervels. Rotatie wordt mogelijk in het hogere deel van de wervelkolom ter hoogte van Th11, Th12 en hoger (fig. 2.19).

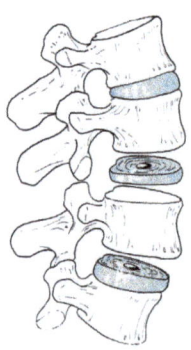

Figuur 2.20 Tussenwervelschijf.

 De buikspieren hebben een effect op het lendengebied tot de overgang naar de borstwervelkolom.
De bewegingsuitslag bij flexie is het grootst in het overgangsgebied tussen borstwervels en lendenwervels (Th10-L2). Dit gebied is in deze bewegingsrichting zeer mobiel.
Bij lateroflexie vindt de beweging wat lager plaats.
Rotatie vindt in het lumbale deel van de wervelkolom nauwelijks plaats. Dat begint pas ter hoogte van Th11-Th12.

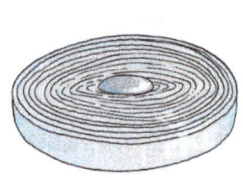 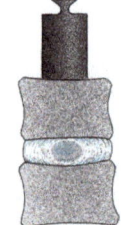

Figuur 2.21 Discus.

Figuur 2.22 Belasting van de tussenwervelschijf.

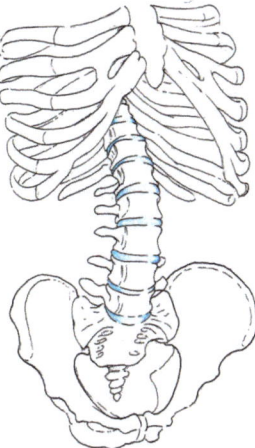

Figuur 2.23 *Thoracale en lumbale tussenwervelschijven.*

De bouw van de tussenwervelschijf maakt beweging tussen de wervels onderling mogelijk en vangt tijdens een beweging de kracht op die veroorzaakt wordt door het gewicht van een lichaamsdeel (fig. 2.23). Hoe lager in de wervelkolom, des te groter zijn de krachten die de tussenwervelschijf te verwerken krijgt.

Tussenwervelschijven hebben een kwetsbare constructie. In geval van beschadiging treedt er geen volledig herstel op. Overbelasting van de tussenwervelschijven moeten we vermijden. Dit geldt vooral in het lendengebied waar de zwaarste belastingen optreden.

 Om overbelasting van de tussenwervelschijven te vermijden mag men buikspieroefeningen waarbij de tussenwervelschijven met afschuifkracht worden belast, nooit met veel kracht uitvoeren.

De buikspieren en de rugspieren met betrekking tot de lordose

In de lendenwervelkolom is een lichte holling noodzakelijk. Deze wordt wel een fysiologische lordose genoemd. Bij het activeren van de buikspieren is het daarom van belang dat deze lichte lordose in stand blijft. De buikspieren hebben de neiging om de lendenwervelkolom te buigen of de holling af te vlakken. Zij dienen bij te dragen aan een goede romphouding en niet aan een buiging van wervelkolom en borstkas.
Dit is in het bijzonder van belang als de buikspieren ingeschakeld worden bij een geforceerde uitademing (bijvoorbeeld bij het spelen op een blaasinstrument, fig. 2.26).

De buikspieren en de rugspieren kunnen het bekken fixeren

Bij sommige oefeningen, zoals het heffen van de benen (zie p. 65-66), moet het bekken gestabiliseerd worden om vooroverkanteling (anteversie) te voorkomen. Dit is de taak van de buikspieren. Het kan ook zijn dat achteroverkanteling (retroversie) van het bekken voorkomen moet worden. Dit is de taak van de rugspieren. Zo worden buikspieren en rugspieren vaak om de beurt ingeschakeld, soms werken ze zelfs tegelijkertijd (fig. 2.27).

2.5 Rugspieren

De rugspieren kunnen we onderverdelen in spieren die:
- in de lengterichting langs de wervelkolom lopen; dit zijn de diepst gelegen spieren (fig. 2.24);
- aan de achterzijde van de ribben lopen (iets oppervlakkiger);
- een breed verloop hebben van het bekken naar de arm en oppervlakkig gelegen zijn (de breedste rugspier ofwel m. latissimus dorsi, fig. 2.25).

In het algemeen kunnen we stellen dat de rugspieren het tegengestelde effect hebben van dat van de buikspieren:
- de meeste rugspieren kantelen het bekken voorover (anteversie);
- ze geven extensie van de wervelkolom (lordoseren het lendengebied). Hierdoor bewegen de ribben aan de voorzijde naar boven.

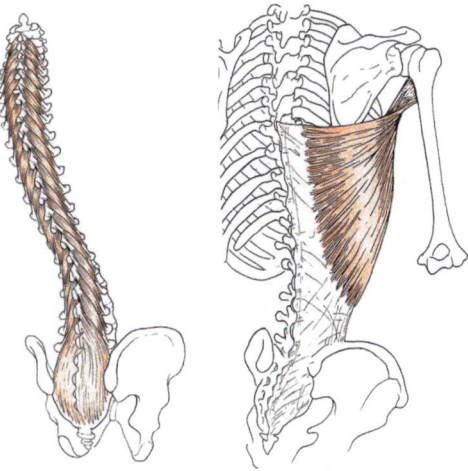

Figuur 2.24   Figuur 2.25

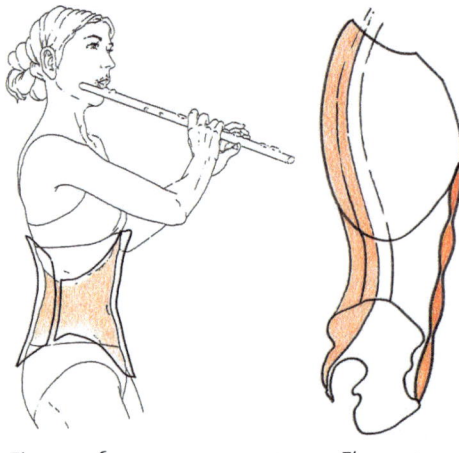

Aan de achterzijde wordt de thorax gevormd door de borstwervelkolom (thoracale wervelkolom). Deze bestaat uit twaalf borstwervels en de gewrichten daartussen (fig. 2.29).

H Bij elkaar is het een beweeglijke constructie die men bij de buikspieroefeningen soms in beweging brengt en op een ander moment juist fixeert.

In tegenstelling tot het bekken is de borstkas niet stijf. De buikspieren vervormen de borstkas door aan de ribben te trekken. Het komt voor dat we bij een buikspieroefening de borstkas als geheel willen bewegen zonder dat daarbij de vorm verandert. Daarvoor is activiteit van andere spieren nodig (tussenribspieren ofwel intercostale spieren).
De buikspieren trekken de borstkas altijd naar beneden (fig. 2.30). We zien daarbij de neiging tot:
- uitademing; de buikspieren zijn dus uitademingspieren;
- buigen van de lendenwervelkolom;
- bol maken van de buik; de buik wordt in de richting van het bekken gebracht.

Figuur 2.26   Figuur 2.27

H Als het mogelijk is dienen de buikspieren en de rugspieren gelijktijdig geoefend te worden. Sommige buikspieroefeningen vereisen activiteit van de beide spiergroepen om het bekken te fixeren.

2.6 Borstkas (thorax)

De thorax is het skelet van de borstkas. Het bestaat aan de zijkant uit twaalf paar ribben, die plat zijn maar ook een curve vertonen (fig. 2.28). Aan de voorzijde bestaat de thorax uit het ribkraakbeen en het borstbeen (sternum) dat in het midden gelegen is.

2.7 Middenrif (diafragma)

Het middenrif is een dunne, brede spier in de vorm van een koepel (fig. 2.31). Hij ligt tussen de borstholte en de buikholte en zit vast aan de binnenzijde van de borstkas (fig. 2.32).

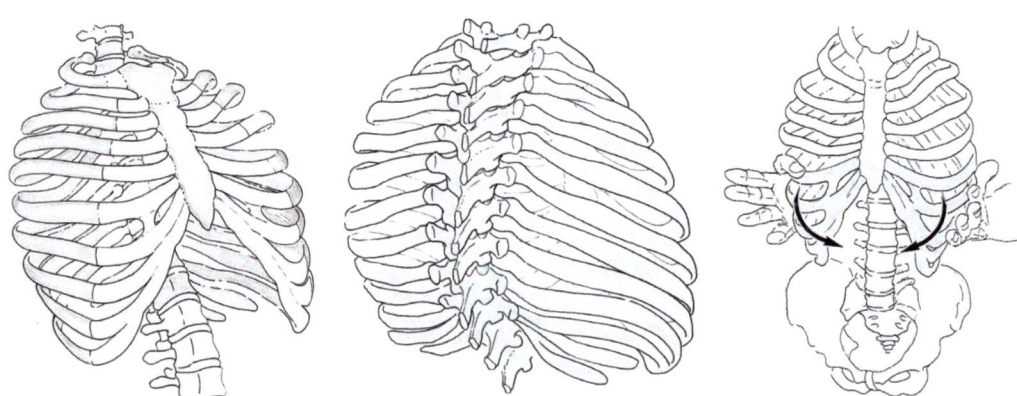

Figuur 2.28 *De voorzijde van de thorax.*   Figuur 2.29 *De achterzijde van de thorax.*   Figuur 2.30

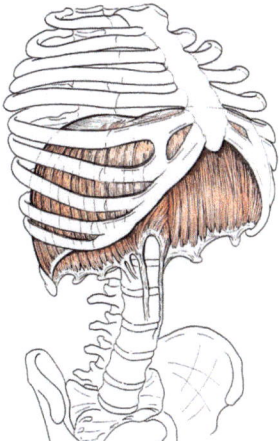

Figuur 2.31 Het middenrif.

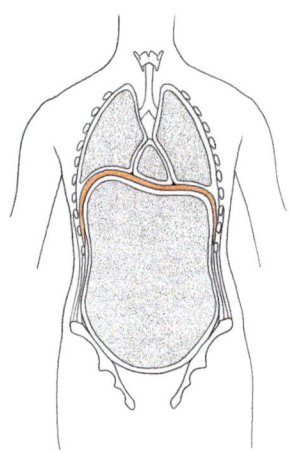

Figuur 2.32 Ligging van het middenrif.

Het middenrif is boven alles een inademingspier. Bij contractie (aanspanning) daalt de spier en neemt de longen mee die zich zo naar beneden toe vergroten (fig. 2.34). Zo wordt de lucht in de longen gezogen: de inademing. De contractie van het middenrif duwt de buikorganen naar beneden in de richting van het bekken.

Bij deze manier van ademen is de activiteit van het middenrif de tegenovergestelde van die van de m. transversus abdominis (dwarse buikspier): het middenrif spant aan, terwijl de dwarse buikspier ontspant. Dit is de bekendste vorm van middenrifademhaling die ook wel buikademhaling wordt genoemd

De buikspieren kunnen echter ook aangespannen blijven tijdens de contractie van het middenrif. Dit kan dan niet dalen: het centrale gedeelte blijft gefixeerd. De contractie van het middenrif trekt dan de ribben omhoog en spreidt ze. In dat geval zien we de buik niet uitpuilen. Voor deze activiteit van het middenrif is er een zekere spanning van de buikspieren nodig.

 Het middenrif kan op verschillende manieren met de buikspieren samenwerken. Het is van belang om te onthouden dat beide spiergroepen vaak samen actief zijn.

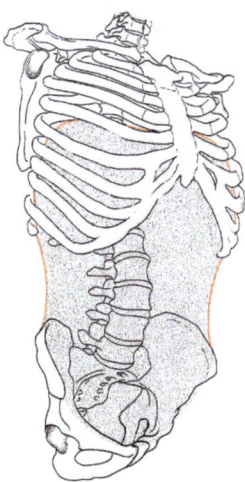

Figuur 2.33 Het middenrif ontspant.

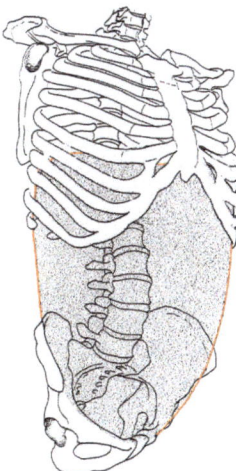

Figuur 2.34 Het middenrif spant aan.

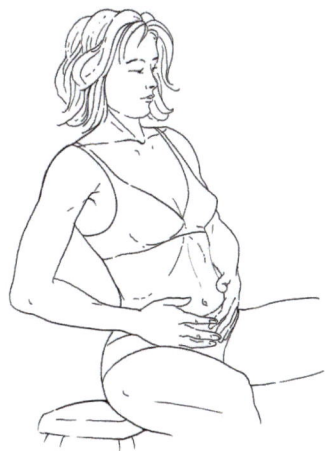

Figuur 2.35 Buikademhaling.

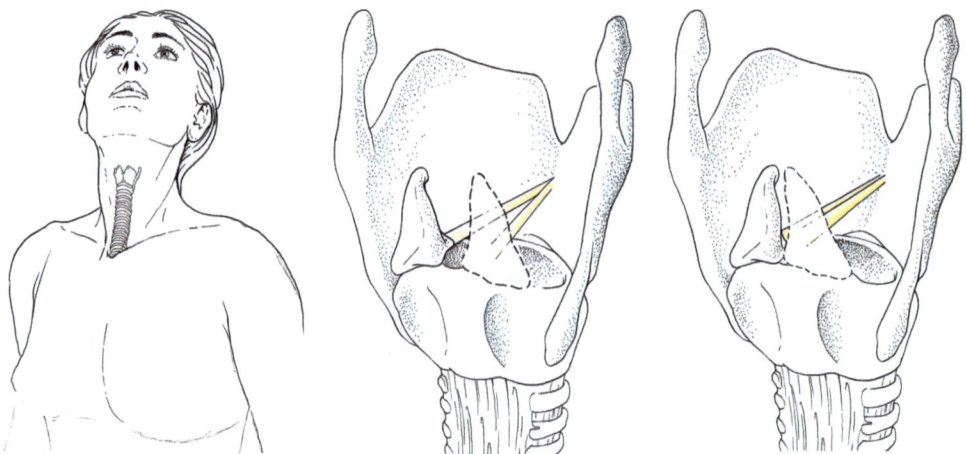

Figuur 2.36 Ligging van de stemspleet.   Figuur 2.37 De stembanden.   Figuur 2.38 Gesloten stemspleet.

2.8 Stemspleet

De stemspleet is de ruimte tussen de stembanden. Deze liggen aan de binnenzijde van het schildkraakbeen (beter bekend als de adamsappel; fig. 2.36).

De stembanden kunnen ver uit elkaar liggen (wanneer we adem halen, fig. 2.37), dicht bij elkaar liggen (om te spreken) of tegen elkaar gedrukt worden. Dit laatste gebeurt als we willen voorkomen dat er lucht door ontsnapt, bijvoorbeeld kort voor het hoesten of kort voor het moment dat we de hik hebben.

Tijdens een zware buikspieroefening kan het voorkomen dat we de stemspleet sluiten en de lucht er tegen aan persen (fig. 2.38). Zo kunnen we de oefening met een ruime borstkas uitvoeren. De druk onder de stemspleet neemt daarbij toe en daardoor ook in de buikholte en bekkenholte. Deze druk wordt weerstaan door de buikwand en de bekkenbodem.

2.9 Hernia

Een hernia is het uitpuilen van één of meerdere organen door de weefsellaag die er om heen zit. Herniae treffen we regelmatig aan in de buikwand, omdat we in de buikholte vaak de druk verhogen. De buikwand geeft weerstand tegen deze druk. Bij het perineum (zie par. 2.10) heet een dergelijke hernia een prolaps.

De hernia femoralis

Een hernia femoralis is een breuk ter hoogte van het dijbeen.

Aan de onderzijde gaan de buikspieren over in een bindweefselstreng: lig. inguinale (liesband). Onder deze streng ligt een opening waardoor een aantal structuren van de romp naar het been lopen: de vena femoralis, de arteria femoralis en de nervus femoralis (dat zijn de ader, de slagader en de zenuw die naar het dijbeen lopen).

Halverwege is het lig. inguinale door een klein bandje met het bekken eronder verbonden. Dit voorkomt dat de opening te groot zou kunnen worden. Toch komt het voor dat een stukje van de dunne darm zich door de opening perst (fig. 2.39). Men spreekt dan van een hernia femoralis.

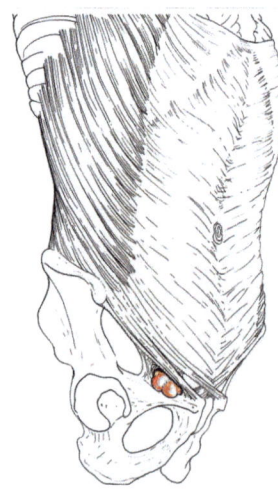

Figuur 2.39 Hernia femoralis.

De hernia inguinalis (liesbreuk)

De buikspieren gaan aan de onderzijde over in het lig. inguinale. Ter hoogte van het schaambeen ligt een kleine spleet: de anulus inguinalis (liesring). Hierdoor lopen een aantal structuren van de binnenzijde van de buikholte naar de buitenzijde ervan. Als een deel van de dunne darm door deze spleet uitpuilt, spreekt men van een hernia inguinalis (fig. 2.40).

De hernia van de linea alba

Wanneer de linea alba (witte lijn) wordt uitgerekt, kunnen er dunnere gedeelten ontstaan waarin zich zwakke plekken bevinden. Er kunnen zelfs smalle spleten ontstaan. Een klein gedeelte van de dunne darm kan hierdoor uitpuilen of zelfs naar buiten treden. Dit wordt een hernia van de linea alba genoemd (fig. 2.41).

De hernia umbilicalis (navelbreuk)

Wanneer de linea alba uitgerekt wordt ter hoogte van de navel kan er een zwakke plek ontstaan. Bij druk in de buikholte kan dan de navel gaan uitpuilen in plaats van een kuiltje te vormen (fig. 2.42). Men spreekt dan van een hernia umbilicalis (navelbreuk). Een klein gedeelte van de dunne darm kan dan ter hoogte van deze zwakke plek uitpuilen of naar buiten treden.

> **H** Bij elke situatie waarbij de druk in de buikholte wordt verhoogd neemt de kans op uitpuilen van een hernia toe.

2.10 Perineum

Het gebied van de romp dat onder de bekkenbodemspieren is gelegen heet de regio perinealis. Dit gebied omvat een veelheid aan structuren: huid, spieren, vet, zwellichamen, banden, vaten en zenuwen. Met het woord perineum wordt in de literatuur soms de gehele regio perinealis aangeduid, soms alleen het oppervlakkige gedeelte tussen de anus en de uitwendige geslachtsorganen.

2.10.1 De bekkenbodem

De bekkenbodem is opgebouwd uit spieren (fig. 2.44). Het gaat daarbij om oppervlakkig en diep gelegen spieren; om spieren die de organen ondersteunen en om kringspieren die 'buizen' vormen.

2.10.2 Het grote en kleine bekken

Aan de binnenzijde van het bekken kunnen we twee verdiepingen onderscheiden. Het bovenste gedeelte, dat ook het breedste is, wordt het grote bekken genoemd. Het onderste gedeelte, dat het smalste is heet het kleine bekken (fig. 2.45). Hierin liggen de organen van het kleine bekken.

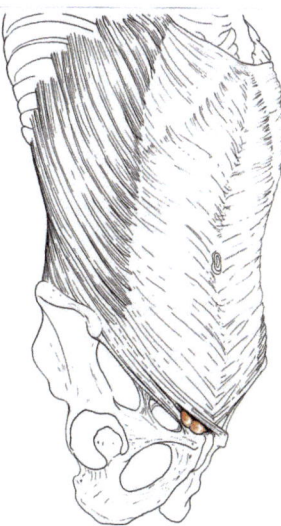
Figuur 2.40 Hernia inguinalis.

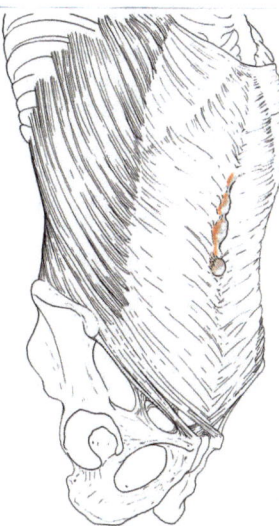
Figuur 2.41 Hernia van de linea alba.

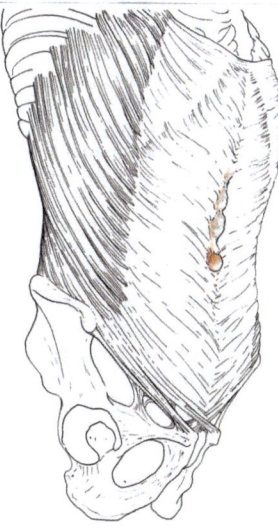
Figuur 2.42 Hernia umbilicalis.

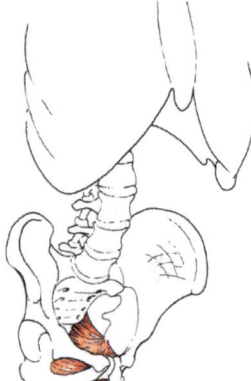 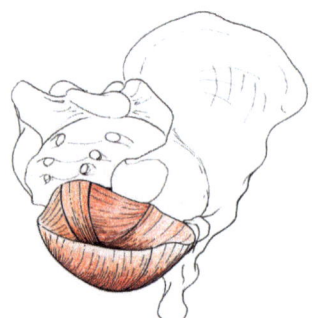 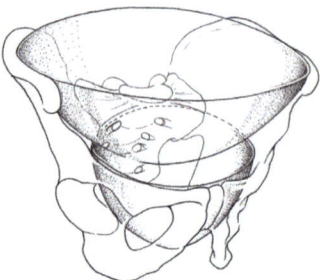

Figuur 2.43 Ligging van de bekkenbodem in het bekken.

Figuur 2.44 De bekkenbodemspieren.

Figuur 2.45 De ligging van het kleine bekken (geaccentueerd).

2.11 Prolaps en incontinentie

Prolaps

Bij prolaps daalt een orgaan uit het kleine bekken geheel of gedeeltelijk af tot onder de normale ligging. Het gaat daarbij vooral om de drie organen die in het vrouwelijke kleine bekken liggen. Dit kan veroorzaakt worden door een verzwakking van de banden en/of de spieren die deze organen ondersteunen. Herhaalde druk op het perineum kan leiden tot een prolaps. In het dagelijks leven wordt er, door verschillende oorzaken, regelmatig druk uitgeoefend op het perineum. Daarom is het raadzaam om bij het uitvoeren van buikspieroefeningen niet te overdrijven.

Incontinentie (voor urine)

Van incontinentie voor urine is sprake indien men de plas niet kan ophouden als men dat wil. Er bestaan twee vormen van urine-incontinentie:

1. INSPANNINGSINCONTINENTIE OFWEL STRESSINCONTINENTIE

Deze vindt plaats indien er bij een activiteit hoge druk op het perineum wordt uitgeoefend. Dit is bij vrouwen boven de 40 jaar de meest voorkomende vorm en het doet zich vooral voor als het perineum te lijden heeft gehad tijdens een zware zwangerschap en bevalling.

2. AANDRANGINCONTINENTIE OFWEL URGE-INCONTINENTIE

Dit is de behoefte om zeer vaak te plassen. Deze vorm wordt vooral bij oudere personen aangetroffen.

> **H** Een abnormaal hoge druk op het perineum tijdens te zware buikspieroefeningen kan leiden tot incontinentie. Let daarom op het volgende:
> - Het aantal oefeningen en de duur ervan moet worden afgestemd op de conditie van het perineum. Als dit verzwakt is moeten te zware en te veel oefeningen vermeden worden. Dit geldt vooral voor oefeningen waarbij er druk wordt uitgeoefend op de bekkenbodem.
> - Buikspieren en bekkenbodem dienen gecoördineerd samen te werken.

Er kan ook sprake zijn van *fecale incontinentie*. In dit geval heeft men geen controle meer over de ontlasting.

2.12 Andere sleutelbegrippen

Spierpijn

Spierpijn is pijn in een spier of spiergroep na een te intensieve, herhaalde inspanning. In het algemeen treedt deze de dag na de inspanning op. Er zijn verschillende oorzaken voor aan te wijzen, maar meestal gaat het om een onvoldoende afvoer van stofwisselingsproducten in de spier, die het gevolg is van een slechte voorbereiding van de spier op de belasting.

Kramp

Deze vorm van spierpijn lijkt veel op gewone spierpijn, maar treedt plotseling op tijdens de actie. Vaak is kramp te wijten aan een slechte bloedcirculatie in de spier. Dit kan verschillende oorzaken hebben; de spier is hoe dan ook niet goed voorbereid op deze actie of contractie.

Kramp treedt in het bijzonder op bij de zogenaamde isometrische contracties die langdurig zijn en met veel kracht worden uitgevoerd. Isometrische contracties vinden plaats indien een spier samentrekt zonder dat er een beweging plaats vindt (van bijvoorbeeld een arm of been).

Vascularisatie

Vascularisatie verwijst naar het netwerk van vaten in een lichaamsdeel en de vloeistof die door dit netwerk stroomt. Het gaat hierbij om bloed in de slagaders en aders en om lymfe in de lymfevaten. Wanneer de buikspieren bij oefeningen worden aangespannen, is het belangrijk dat daarbij de doorbloeding van de spieren gestimuleerd wordt, waardoor de stofwisseling in de spier optimaal is. Hierdoor wordt spierpijn en kramp vermeden.

Dit wordt bereikt door:
– voortdurend de bewegingsrichting te veranderen, waardoor de verschillende lagen buikspieren afwisselend worden geactiveerd;
– tijdens de oefening de lengte van de spier te variëren.

De fascia

Dit is het bindweefselvlies (fascia of vernederlandst: fascie) dat men op veel plaatsen in het lichaam vindt en dat meestal om zachte structuren, zoals de buikorganen of de spieren, heen ligt en deze in compartimenten verdeelt (fig. 2.46). Fasciën zijn niet echt elastisch en ze kunnen ook niet samentrekken. Ze kunnen bij een spier horen en het effect van de contractie verlengen. De fasciën maken dus deel uit van het niet-contractiele deel van een spier. Dit is het geval bij de schuine en dwarse buikspieren, waarvan de rode spiervezels (die zich kunnen samentrekken) zich aan de voorzijde voortzetten in witte bindweefselvliezen. Deze voortzettingen worden soms aponeuroses genoemd (fig. 2.47).

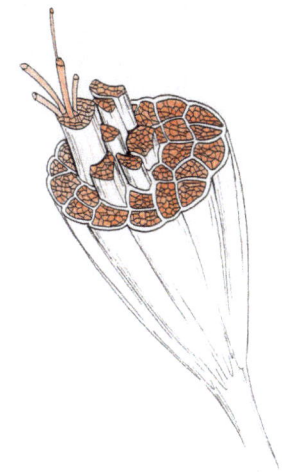

Figuur 2.47 Aponeuroses van de buikspieren.

2.13 Hoe oefenen de buikspieren kracht uit op de linea alba?

De dwarse buikspier en de beide schuine buikspieren trekken de linea alba (witte lijn) naar buiten. De aponeurose zelf wordt niet korter, want hij kan niet contraheren. Hij rekt ook niet uit en is niet elastisch. Hij komt op spanning door de trekkracht van het deel van de spier dat wel kan samentrekken (rood afgebeeld in fig. 2.48 t/m 2.50).

Wanneer bovengenoemde spieren aan twee zijden gelijktijdig samentrekken trekken ze de rechter aponeurose naar rechts en de linker aponeurose naar links. De linea alba wordt daarbij uit elkaar getrokken. Contractie van de m. transversus abdominis (dwarse buikspier) heeft een trekkracht tot gevolg die over de volle lengte loodrecht staat op de linea alba (fig. 2.48).

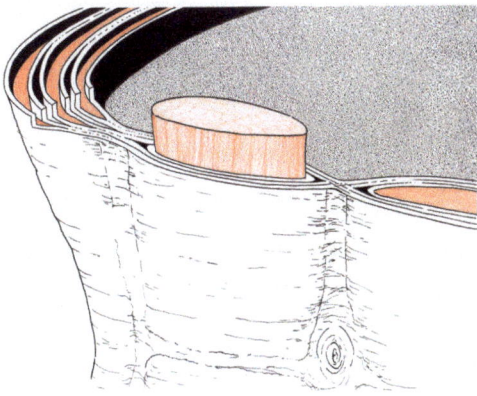

Figuur 2.46 Spierfasciën.

Bij contractie van de beide schuine buikspieren heeft de linea alba de neiging om in een schuine richting uit elkaar te gaan:
- de m. obliquus internus abdominis (binnenste schuine buikspier) doet dat vooral in het bovenste deel van de buikwand (fig. 2.49);
- de m. obliquus externus abdominis (buitenste schuine buikspier) doet dat vooral in het onderste deel van de buikwand (fig. 2.50).

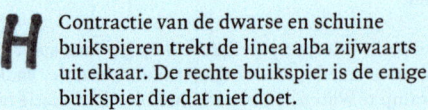

Contractie van de dwarse en schuine buikspieren trekt de linea alba zijwaarts uit elkaar. De rechte buikspier is de enige buikspier die dat niet doet.

De vezels van de m. rectus abdominis (rechte buikspier) lopen evenwijdig aan de linea alba. Contractie van deze spier leidt niet tot zijwaartse trekkrachten op de linea alba.

Zo oefenen de schuine en dwarse buikspieren een grote kracht uit op de linea alba. Deze kracht wordt nog groter als de verschillende spieren daarbij samenwerken. Dat is het geval indien we tijdens sterke uitademing (blazen) de buik intrekken. Dit is een handeling waarbij de drie spieren sterke activiteit vertonen.

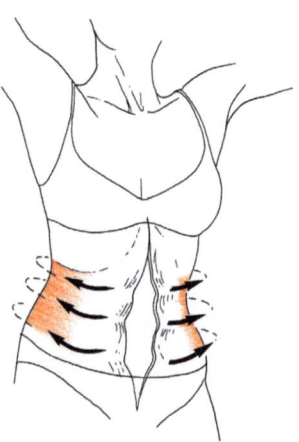

Figuur 2.48 De linea alba heeft de neiging om uit elkaar te gaan zoals bij een ritssluiting waarbij men aan beide zijkanten trekt.

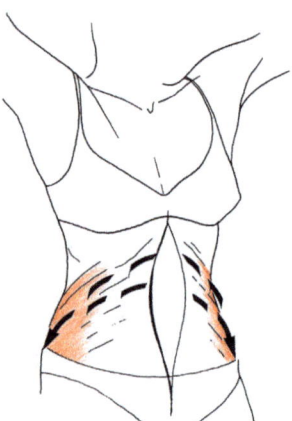

Figuur 2.49

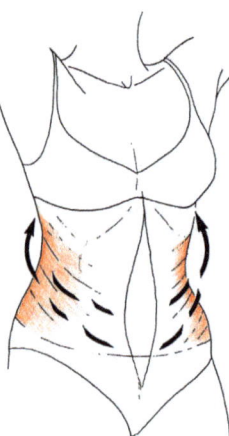

Figuur 2.50

3 Buikspieren en een platte buik? Waarom willen we buikspieroefeningen doen?

3.1 Buikspieren en een platte buik

3.1.1 Valse feiten

Het verband tussen goede buikspieren en een platte buik lijkt evident, maar is dit wel zo...?

Enige feiten

- De buikspieren zorgen niet altijd voor een platte buik
- Sommige buikspieroefeningen laten de buik uitpuilen (p. 39-40).
- Men kan de buik heel goed intrekken zonder de buikspieren aan te spannen (p. 40-41).
- Er zijn buikspieren die zorgen voor een slanke taille maar niet voor een platte buik (p. 41).
- Het is niet goed om altijd een platte buik te hebben (p. 42-43).
- Een platte buik hebben is niet alleen een kwestie van buikspieren (p. 43-46).
- Voor een platte buik moeten de buikspieren op een bepaalde manier geoefend worden (p. 46-49).

3.1.2 Sommige buikspieroefeningen laten de buik uitpuilen

Hierbij gaat het om alle bewegingsvormen waarbij de romp wordt gebogen (fig. 3.1).

Het gaat ook om alle bewegingsvormen waarbij de borstkas naar beneden bewogen wordt (fig. 3.2).

Contractie van de buikspieren zou dit uitpuilen van de buik kunnen voorkomen. Bedenk echter dat er altijd een plek dient te worden gevonden voor de organen die van hun plek worden geduwd. Anderzijds moet de contractie van de buikspieren niet de organen uit het hogere deel van de buikholte naar beneden, in de richting van het bekken duwen (fig. 3.3).

De belangrijkste reden waarom we buikspieroefeningen doen is de 'slanke lijn'. We willen een platte buik houden of weer terugkrijgen. Tijdens een cursus buikspieroefeningen gaven 197 van de 200 personen desgevraagd aan dat het hen ging om figuurverbetering.

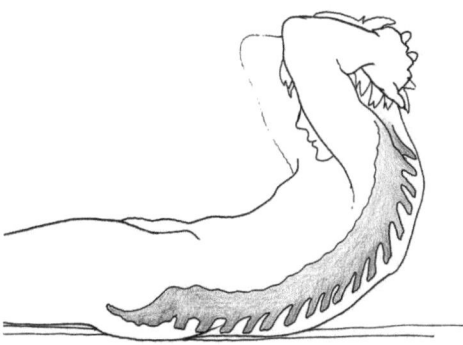
Figuur 3.1 Wanneer de wervelkolom op deze wijze gebogen wordt gaan de buikorganen naar voren.

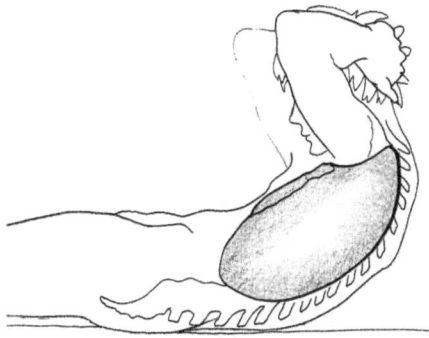
Figuur 3.2 De organen die onder in de borstkas liggen worden daarbij in de richting van de buikholte geduwd.

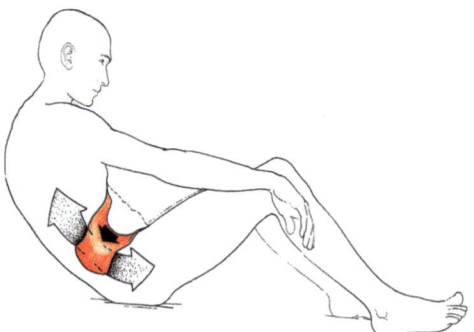

Figuur 3.3 Verplaatsing van de buikorganen door contractie van de buikspieren.

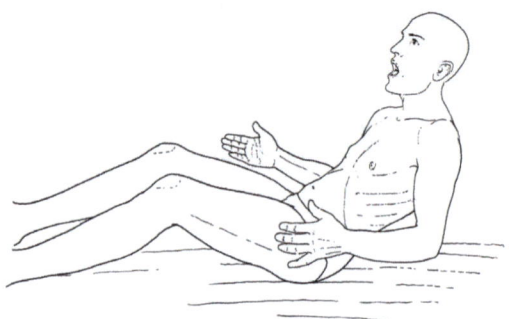

Figuur 3.4

Het gaat ook om alle buikspieroefeningen die men uitvoert met een gesloten stemspleet (fig. 3.4). Bij zware buikspieroefeningen hebben we de neiging te stemspleet te sluiten om de borstkas meer stijfheid te geven, zodat die beter in beweging kan worden gebracht. Door de stemspleet te sluiten neemt de druk in de buikholte sterk toe: de buik gaat uitpuilen.

Soms gaat men hierbij nog een stap verder. Naast het sluiten van de stemspleet wordt de buikinhoud naar beneden geperst (activiteit van het middenrif) (fig. 3.5).

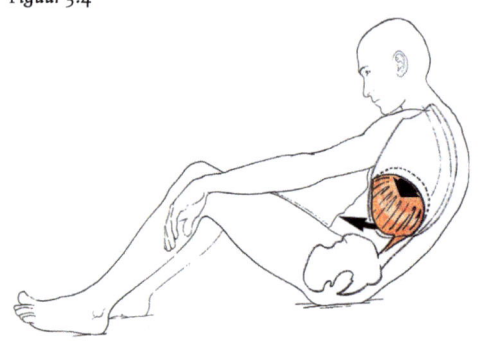

Figuur 3.5

Bij oefeningen waarbij de buik uitpuilt, kan het ook gaan om bewegingsvormen waarbij alleen de m. transversus abdominis (dwarse buikspier) in het gebied van de taille aangespannen wordt.
Vaak wordt er tijdens buikspieroefeningen gevraagd om de buik in te trekken en diep uit te ademen. Dit legt de nadruk op activiteit van de m. transversus abdominis. Maar als daarbij niet precies wordt aangegeven waar de buik moet worden ingetrokken en in welke richting, dan wordt dat gedaan ter hoogte van de taille of iets hoger (zandlopervorm). De organen boven en vooral onder de insnoering worden van hun plaats gedrukt.

 De oefeningen van het type crunch (zie p. 51-60) hebben veel van al deze genoemde eigenschappen.

3.1.3 Men kan de buik heel goed intrekken zonder de buikspieren aan te spannen

Om dit te doen moeten we de borstkas 'openen'. Als we de ribben naar buiten bewegen gaat de borstkas als een soort zuignap werken. De buikorganen worden naar boven getrokken; de buik gaat omhoog en naar binnen (fig. 3.6). Dat lijkt op het intrekken van de buik zoals dat door de buikspieren wordt gedaan. Deze actie kan dus zowel zonder als met de buikspieren worden uitgevoerd.

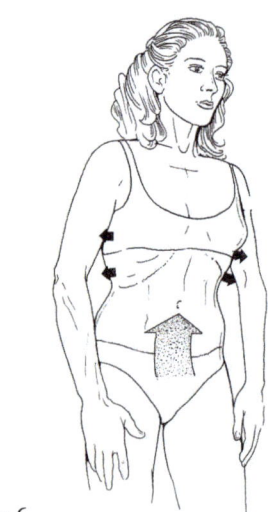

Figuur 3.6

Dit 'openen' kan ook tot stand komen door het heffen van de armen of door het strekken van de wervelkolom (fig. 3.7). Dit kan wel of niet gekoppeld zijn aan een inademing. Het kan zelfs zonder worden uitgevoerd zonder adem te halen.

Dit effect is nog duidelijker als je bij deze oefening uitvoert terwijl je op de rug ligt (fig. 3.8).

 Dit is goed te zien indien een vrouw een te strak aangehaalde ceintuur om haar middel draagt. Er treedt dan reflectoir een contractie op van de m. transversus abdominis in het betreffende gebied. Daarbij is er een huidplooi in de taille te zien. Vaak puilt de buik onder deze plooi wat naar voren uit.

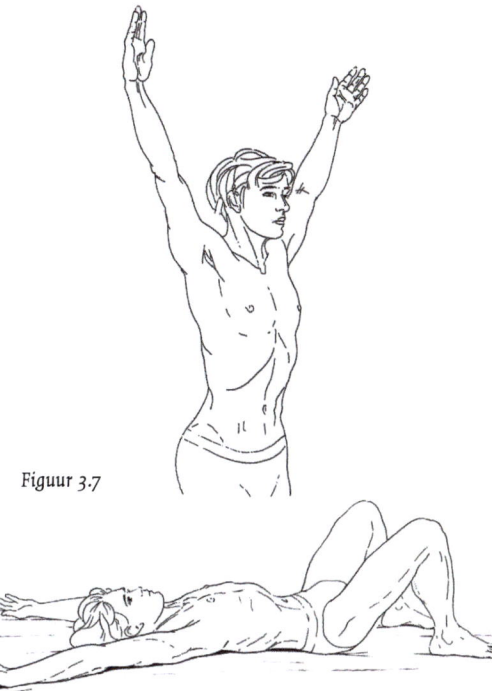

Figuur 3.7

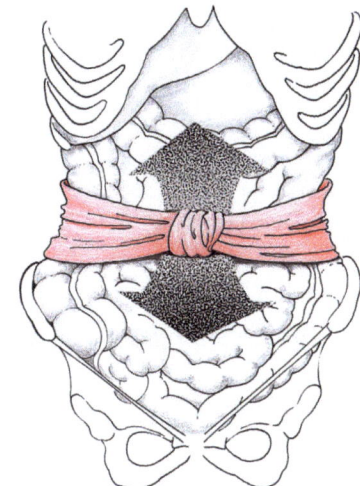

Figuur 3.8

Figuur 3.9

3.1.4 Buikspieroefeningen die zorgen voor een slanke taille, maar niet voor een platte buik

Een geïsoleerde contractie van de m. transversus abdominis maakt de diameter van de buikholte kleiner. Dit is het sterkste te zien ter hoogte van de taille, tussen de ribben en het bekken (fig. 3.9). Hier zijn de vezels van deze spier het langst en is het aantal ervan het grootst.

De taille neemt daarbij een zandlopervorm aan (we spreken wel van een wespentaille; fig. 3.9 en 3.10). De organen die ter hoogte van dit gebied liggen veranderen niet van volume, maar wel van vorm. Ze verplaatsen zich naar het gebied boven, maar vooral naar het gebied onder de insnoering. Hierdoor kan er een uitpuilend buikje ontstaan onder het ingesnoerde gebied (fig. 3.10). Dit effect is het sterkst in verticale positie.

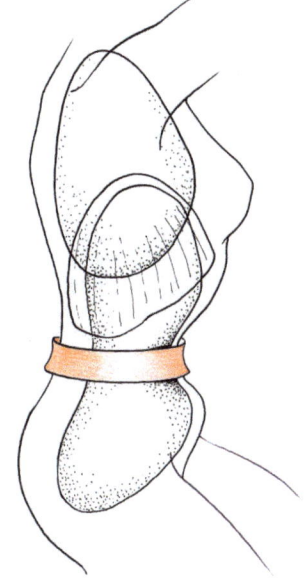

Figuur 3.10 Wespentaille.

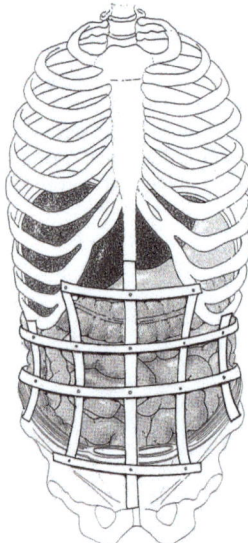

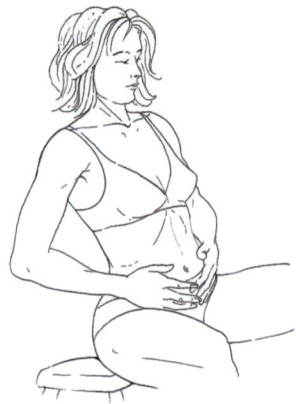

Figuur 3.12

 Voortdurend aangespannen buikspieren kunnen de beweeglijkheid en de goede functie van de buikorganen belemmeren.

Figuur 3.11 *De buikwand en de buikorganen.*

3.1.5 Het is niet goed om altijd een platte buik te hebben

De buikspieren maken deel uit van de buikwand die om de buikorganen heen ligt (fig. 3.11). Deze organen dragen zorg voor onder andere de spijsvertering en circulatie.

Elk van deze organen vult en ledigt zich ritmisch dankzij de viscerale (orgaan) beweeglijkheid. De dunne darm bijvoorbeeld, verplaatst zo het spijsverteringsproduct door afwisselend samen te trekken.

Wat betreft de spijsvertering is het daarom belangrijk dat we:
– oefeningen doen waardoor het transport in de darmen gemakkelijker verloopt.
  Alleen al het aannemen van een andere houding brengt de darmen in beweging. Dit is bijvoorbeeld het geval bij buikspieroefeningen, vooral als men ze varieert.
– gedurende de dag op bepaalde momenten de buik ontspannen (fig. 3.12).
  Door beurtelings de buik ontspannen naar voren te laten uitsteken en de buik in te trekken krijgen de buikorganen bewegingsruimte. Dit is vooral goed na de maaltijd, indien dit mogelijk is. Tijdens een werkdag is het niet altijd gemakkelijk deze oefening uit te voeren en het moet misschien op een rustdag of tijdens de vakantie gepland worden.

3.1.6 De buik intrekken: het gevolg voor het perineum en de prostaat

Het intrekken van de buik verhoogt de druk op het perineum

In het algemeen trekt men alle buikspieren samen om een platte buik te krijgen. De buikorganen kunnen dan niet naar voren en verplaatsen zich naar boven en beneden (fig. 3.14). Het gevolg is meer druk op het perineum (het deel van de romp onder de bekkenbodem waarin de urinebuis, de anus en de geslachtsorganen liggen).

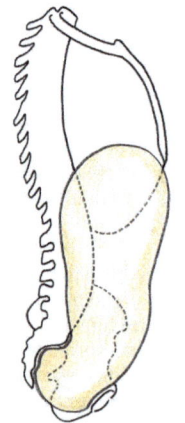

Figuur 3.13 *Ligging van de buikorganen als de buik niet wordt ingetrokken.*

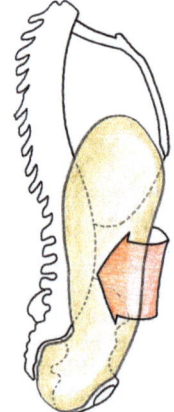

Figuur 3.14 *Verplaatsing van de buikorganen bij het intrekken van de buik.*

Als we bij buikademhaling inademen en we willen gelijktijdig de buik intrekken kan de beweging van het middenrif niet met de buik worden gecompenseerd (fig. 3.16). De buikorganen verplaatsen zich dan naar opzij maar ook in de richting van het perineum. Dit verhoogt ook de druk op de organen van het kleine bekken.

Het voortdurend intrekken van de buik kan de prostaat samendrukken

In tegenstelling tot de vrouwelijke bekkenbodem heeft die van de man - door het ontbreken van 'openingen' - niet de mogelijkheid om drukverhoging in het kleine bekken te compenseren met een prolaps. Zijn bekkenbodem heeft ook een kleiner oppervlak en kan zich dus slechter vervormen. Als er zich, door buikspieractiviteit, een naar beneden gerichte druk ontwikkelt, ontstaat er reactief een vrijwel even grote druk naar boven. De prostaat komt daarbij in de verdrukking.

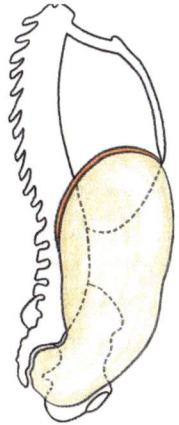

Figuur 3.15 Inademing zonder intrekken van de buik.

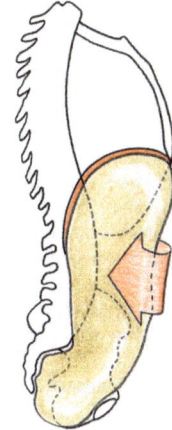

Figuur 3.16 Inademing gecombineerd met intrekken van de buik.

 De buik intrekken kan de druk op de bekkenbodem verhogen.
- Mannen moeten daarom tijdens buikspieroefeningen deze druk verminderen door de ribben zijwaarts of de armen omhoog te bewegen.
- Vrouwen dienen zich meer te richten op versterking van de bekkenbodem, hoewel de bij 'mannen' genoemde compensatiebewegingen ook goed zijn.

3.2 Platte buik en uitpuilende buik

3.2.1 Het is niet altijd een kwestie van buikspieren

Negen feiten over een platte buik	Negen feiten over een uitpuilende buik
1. Weinig of geen vet tussen de huid en de buikspieren (onderhuids vet)	1. Vet tussen de huid en de buikspieren (onderhuids vet)
2. Weinig of geen vet tussen de buikorganen	2. Vet tussen de buikorganen
3. Neiging om flankademhaling uit te voeren (met de ribben) bij het inademen	3. Neiging om buikademhaling uit te voeren (met het diafragma) bij het inademen
4. Neiging om buikademhaling uit te voeren bij het uitademen	4. Neiging om flankademhaling uit te voeren (met de ribben) bij het uitademen
5. Een borstkas die niet op de buikinhoud drukt	5. Een borstkas die op de buikinhoud drukt
6. Een wervelkolom die de buikinhoud niet naar beneden drukt	6. Een wervelkolom die de buikinhoud naar beneden drukt
7. Krachtige buikspieren	7. Zwakke buikspieren
8. Gecoördineerde activiteit van de buikspieren	8. Slecht gecoördineerde activiteit van de buikspieren
9. Goed transport in de darmen	9. Gasvorming in de darmen (winderigheid)

3.2.2 Vet en de platte buik

Vet gaat ter hoogte van de buik gemakkelijk vastzitten. Er zijn verschillende mogelijkheden om dit te voorkomen of dit vet weer kwijt te raken. We kunnen:
- ons richten op de voeding (dieet, of beter, evenwichtige voeding);
- meer gaan bewegen, waaronder het doen van buikspieroefeningen, om vet te verbranden;
- onze toevlucht nemen tot chirurgische behandeling (vet verwijderen door middel van liposuctie).

Welke van deze acties het meeste effect sorteert is afhankelijk van de plaats waar het vet precies zit.

Tussen de buikorganen

Om de buikorganen heen ligt een vlies dat het peritoneum (buikvlies) heet. Dit loopt in de diepte plooiend mee met de talrijke lussen van de dunne darm. Er loopt een grote plooi aan de voorzijde van de buikorganen: het omentum majus (grootste vetschort) (fig. 3.17).
Het vet ontwikkelt zich vaak op het omentum en tussen de diepe plooien van het peritoneum. Om dit vet kwijt te raken dienen:
- de buikorganen onderling te bewegen door een specifieke viscerale (buikorgaan) gymnastiek;
- de buikorganen met een speciale vorm van massage gemasseerd te worden.

Onder de huid

De huid is opgebouwd uit twee hoofdlagen:
- de epidermis (opperhuid) ligt oppervlakkig: deze kan men zien en aanraken;
- de dermis (lederhuid): dit is een dikkere, meer levende laag die dieper is gelegen. De diepst gelegen laag hiervan, de hypodermis, bevat vetcellen (adipocyten) die vet kunnen opslaan (en dat wel of niet doen).

Wanneer we dikker worden gaat de hypodermis meer vet bevatten. Dat gebeurt vooral op bepaalde voorkeursplaatsen in het lichaam, zoals de voorzijde van de buik. Om dit vet kwijt te raken dient men:
- de huid in dit gebied te masseren om zo het vet losser te maken;
- met name de m.obliquus externus abdominis en de m. rectus abdominis te rekken en sterker te maken. Deze twee spieren liggen direct onder de huid.

 Versterking van de buikspieren heeft op vet vooral een indirect effect: elke oefening draagt bij aan het verbranden van vet.

3.2.3 Een borstkas die wel of niet op de buikinhoud drukt

Het laten dalen van de borstkas heeft twee gevolgen, die apart worden besproken.

1. DE DIAMETER VAN DE BORSTHOLTE WORDT GERINGER

Het borstbeen komt hierbij dichter bij de wervelkolom te liggen. Organen van de borstholte waarvoor nu minder plaats is zullen zich in de richting van de buikholte verplaatsen (fig. 3.19).

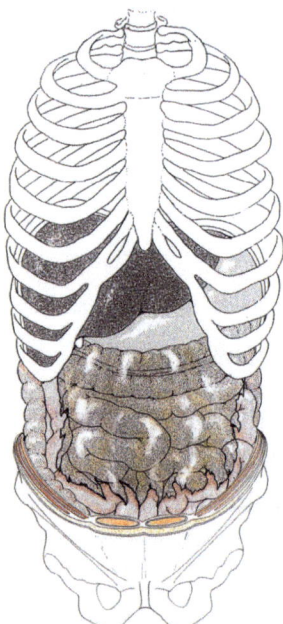

Figuur 3.17 Ligging van de buikorganen in de buikholte.

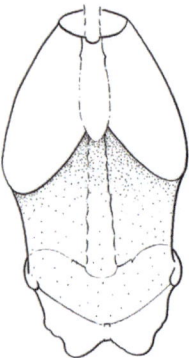

Figuur 3.18 Normale stand van de borstkas.

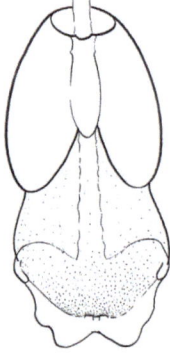

Figuur 3.19 Lage stand van de borstkas vermindert de diameter.

2. DE HOOGTE VAN DE BORSTKAS NEEMT AF

Hierdoor worden organen uit de borstholte in de richting van de buikholte verplaatst. Ze krijgen een lagere ligging, waardoor de buik wat gaat uitpuilen en de buikwand onder spanning komt te staan (fig. 3.21).

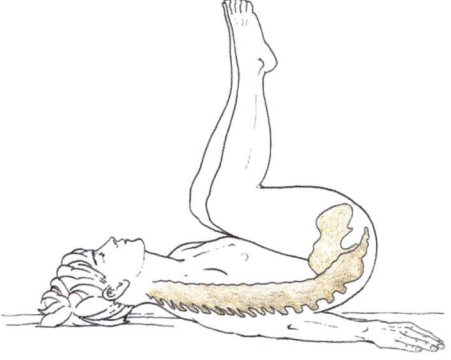

Figuur 3.22

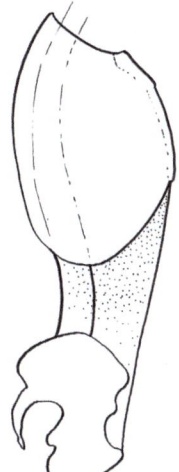
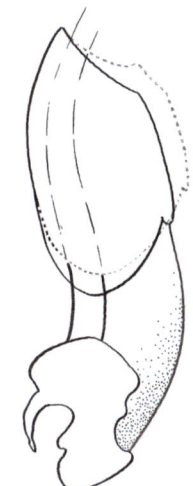

Figuur 3.20 Normale stand van de borstkas.

Figuur 3.21 Lage stand van de borstkas laat de buik uitpuilen.

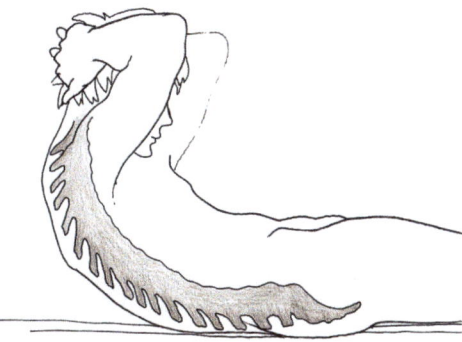

Figuur 3.23

H Voor een platte buik dienen de ribben zijwaartse spreiding te hebben.

3.2.4 Een wervelkolom die de buikinhoud wel of niet naar beneden drukt

Wanneer we de wervelkolom buigen veranderen de borst- en buikorganen van vorm (fig. 3.22). Ze komen minder in de lengterichting van de romp te liggen en gaan wat meer naar voren. De buik heeft de neiging enigszins uit te puilen.

Indien de wervelkolom vanaf het bekken tot aan de hals wordt gebogen worden de buikorganen in de richting van de borstholte geduwd. Dit kunnen we goed voelen als we op een zachte, diepe stoel gaan zitten en pas gegeten hebben. Dat kan leiden tot oprispingen.

Als we buiging uitvoeren van de hals naar het bekken, worden de buikorganen in de richting van het bekken geduwd (fig. 3.23). In een staande houding is dit effect nog sterker door de werking van de zwaartekracht.

Rechtop staan en de platte buik

Staan met een ronde rug (kyfose) heeft tot gevolg dat de buik wat gaat uitpuilen (fig. 3.24). Rechtop gaan staan, zonder de buikspieren aan te spannen, voorkomt dit uitpuilen voor een deel (fig. 3.25).

H De wervelkolom en de borstkas bewegen vaak gelijktijdig. Buiging van de wervelkolom gaat vaak gepaard met een daling van de ribben (deze beide bewegingen verlopen op automatische wijze synchroon). Dit draagt bij aan de verplaatsing van de buikorganen in de richting van het bekken.

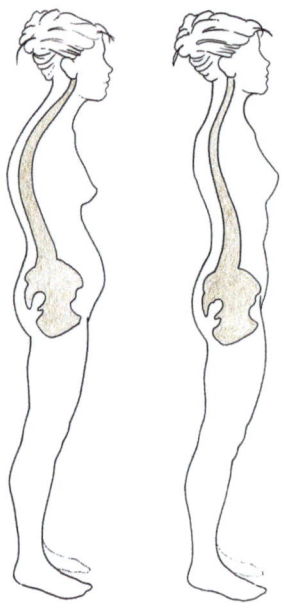

Figuur 3.24   Figuur 3.25

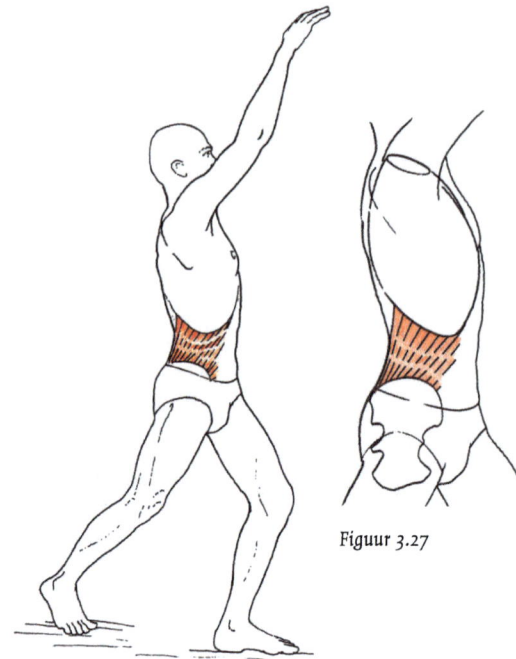

Figuur 3.27

Figuur 3.26 Rekking van de m. obliquus internus abdominis.

3.3 Hoe krijg je een platte buik?

3.3.1 Contractie en rekken van de buikspieren afwisselen

Wanneer we een spier afwisselend aanspannen en rekken (of andersom), verandert het contractiele deel van de spier van volume en vorm: het spierweefsel wordt in beweging gebracht (fig. 3.26 en 3.28). Dit is gunstig voor de doorbloeding van de spierbuik.
De oefeningen die achterin dit boek staan zijn vaak gebaseerd op deze afwisseling van contractie en rekking van de buikspieren.

Bij de contractie verkort het contractiele deel van de spier (rood) en wordt daarbij dikker (fig. 3.28 en 3.29). Het niet-contractiele deel (wit), de pees of de aponeurose, wordt door de contractie op spanning gebracht. Tijdens het rekken worden beide delen op spanning gebracht.

3.3.2 Contracties van dwarse en schuine buikspieren afwisselen

De m. transversus abdominis, de m. obliquus internus abdominis en de m. obliquus externus abdominis liggen laagsgewijs op elkaar (fig. 3.30) en zijn enigszins met elkaar vergroeid door middel van hun omhulling: de aponeuroses (peesbladen).

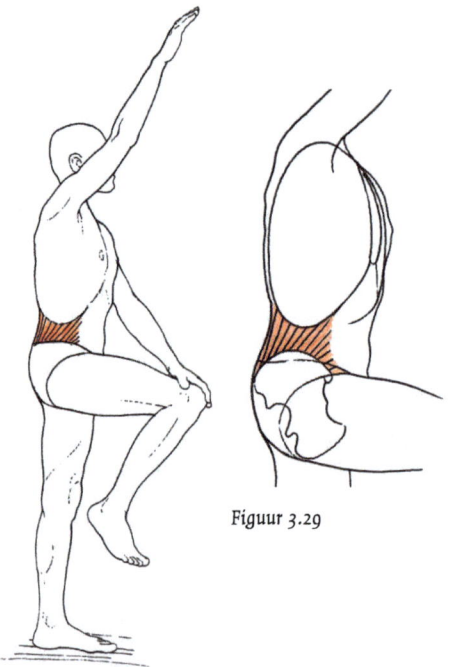

Figuur 3.29

Figuur 3.28 Na het rekken volgt de contractie van de m. obliquus internus abdominis.

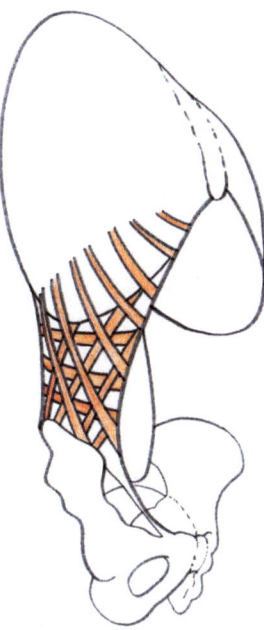

Figuur 3.30 *Laagsgewijze ligging van de buikspieren.*

Wanneer een schuine buikspier bij een oefening verkort, trekt hij alledrie de spierlagen mee in een richting die bepaald wordt door het verloop van zijn spiervezels. Dit vervormt de beide andere lagen, waarvan de spiervezels niet in die richting verlopen. Ze worden daarbij als het ware gemasseerd. Bij de volgende contractie (als we de andere schuine buikspier laten contraheren) vindt hetzelfde in een andere richting plaats.

De oefeningen die achterin dit boek staan, zijn vaak gebaseerd op dit afwisselend contraheren van de schuine buikspieren en dwarse buikspier.

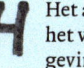 Wanneer we de contracties van de schuine buikspieren en de dwarse buikspier afwisselen, zorgt het langs elkaar glijden voor een 'massage' die gunstig is voor de aan- en afvoer van voedingsstoffen en afvalstoffen van de spieren.

3.3.3 Contracties van de dwarse, de schuine buikspieren en de rechte buikspier afwisselen

De schuine buikspieren en de dwarse buikspier trekken de aan de voorzijde gelegen aponeurose naar opzij. Ze oefenen er een zijwaartse kracht op uit (fig. 3.31).

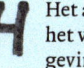 Het afwisselen van contractierichting laat het weefsel glijden ten opzichte van de omgeving. Hierdoor blijft het weefsel beweeglijk en vindt er een goede aan- en afvoer van stofwisselingsproducten plaats.

De rechte buikspier trekt bij contractie in de lengterichting. Hij doet dat over de gehele lengte van de buikwand en trekt de aan de voorzijde gelegen aponeurose in de richting van zijn vezels (fig. 3.32).

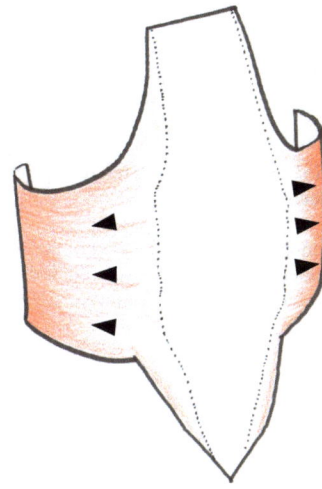

Figuur 3.31 *Contractie van de dwarse en de schuine buikspieren.*

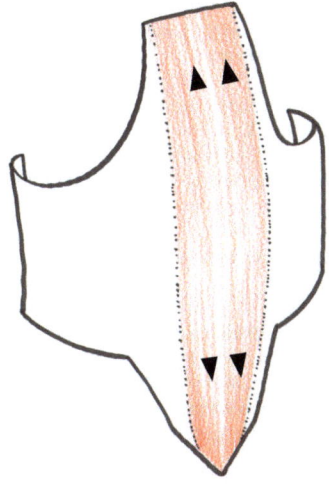

Figuur 3.32 *Contractie van de rechte buikspier.*

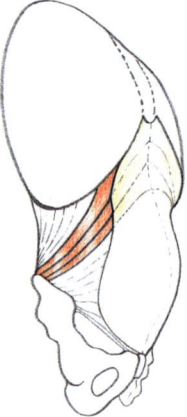 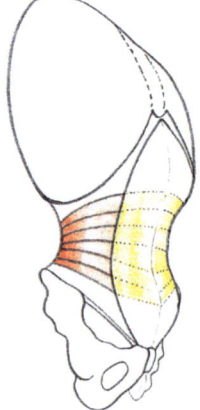 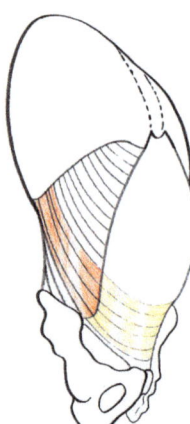

Figuur 3.33   Figuur 3.34   Figuur 3.35

3.3.4 Coördinatie van de buikspieren ten opzichte van elkaar

Alle buikspieren kunnen als geheel of voor een gedeelte contraheren doordat deze spieren door verschillende zenuwen worden geïnnerveerd (geprikkeld).

1. WE KUNNEN DE BUIKSPIEREN NAUWKEURIG OP EEN BEPAALDE HOOGTE LATEN CONTRAHEREN

De buik kan bovenin, in het midden (de taille) of onderin worden ingetrokken (fig. 3.33 t/m 3.35). Als je dit probeert zul je merken dat het zelfs vrij simpel is om dit te doen.

2. WE KUNNEN DEZE CONTRACTIES OOK ACHTEREENVOLGENS IN EEN BEPAALDE RICHTING COMBINEREN

De buikorganen worden daarbij in de gewenste richting bewogen. Je kunt het vergelijken met de verplaatsing van tandpasta wanneer je aan de ene of de andere kant in de tube knijpt. Het verloop van de beweging is in ieder geval interessant.

3. DE DYNAMIEK VAN DE PLATTE BUIK

Als we eerst de buik hoog intrekken en daarna de lagergelegen delen, drukken we de buikinhoud naar het bekken. Het is dan heel lastig om daarbij een platte buik te houden. Maken we de omgekeerde beweging en beginnen we met het intrekken van het onderste deel van de buik, dan drukken we de buikinhoud naar boven.
Als je een platte buik wilt hebben moet je de laatste beweging uitvoeren: van beneden naar boven.

> **! Crunch**
>
> Bij de crunch rollen we de wervelkolom van boven naar beneden (fig. 3.36). Daarbij hebben we de neiging om de buikspieren in dezelfde richting te laten werken. Dat is niet wenselijk voor het perineum en ook niet voor het buikgebied. Het zou beter zijn als de volgorde van de samentrekking van de buikspieren van beneden naar boven zou zijn; dat zou het gebied van het perineum beschermen. Dit is echter lastig uit te voeren, omdat deze beweging tegengesteld is aan de beweging van de wervelkolom.

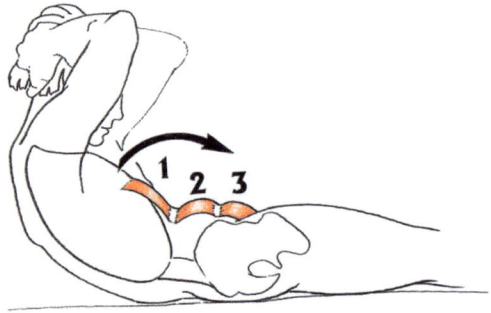

Figuur 3.36 Crunch.

> Bij buikspieroefeningen is de volgorde waarin de organen in beweging komen meestal onderschikt aan de bewegingsvolgorde van het skelet.

3.3.5 Coördinatie van de buikspieren en de ademhaling

Een gedetailleerd overzicht van de coördinatie van buikspieractiviteit en ademhaling valt buiten het bestek van dit boek. Hier zullen we de twee voornaamste manieren van inademen en uitademen bespreken.

INADEMING

De inademing kan een middenrifinademing (fig. 3.37) zijn of een flankinademing (met de ribben; fig. 3.38). Bij de eerste gaat de buik uitpuilen, bij de tweede hebben we de neiging de buik in te trekken. Als we een serie buikspieroefeningen uitvoeren op een inademing, is het beste om dat dan te doen op een flankinademing. Bij de oefeningen in het laatste deel van het boek wordt daarvan uitgegaan.

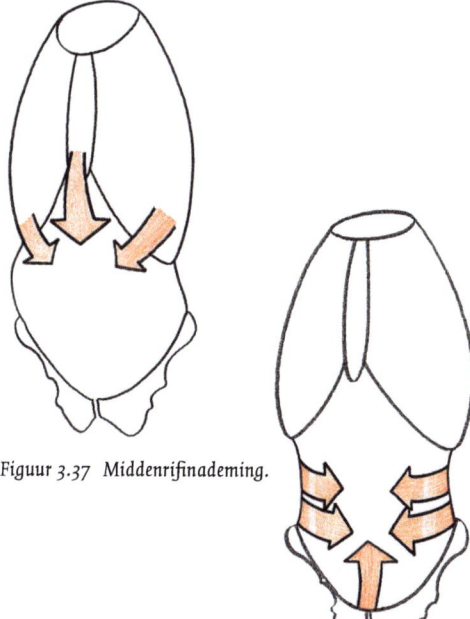

Figuur 3.37 Middenrifinademing.

Figuur 3.38 Flankinademing.

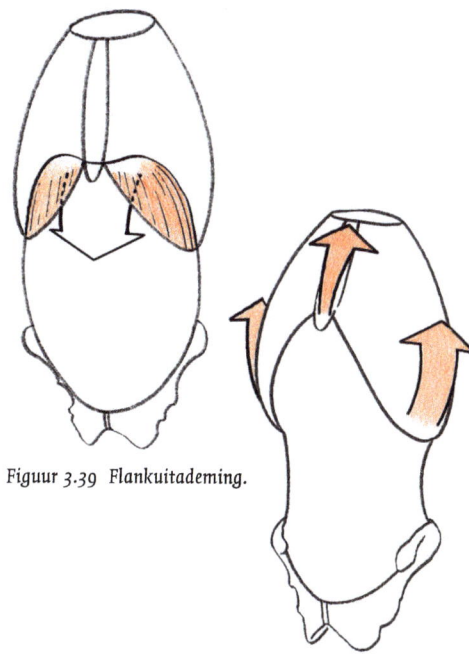

Figuur 3.39 Flankuitademing.

Figuur 3.40 Buikuitademing.

UITADEMING

De uitademing kan een flankuitademing zijn (omlaag brengen van de ribben; fig. 3.39). De flankuitademing doet de buik wat uitpuilen. Er kan ook sprake zijn van buikuitademing (fig. 3.40). Bij buikuitademing gaan de buikorganen in de richting van de borstholte. De buik heeft daarbij de neiging om wat in te trekken.

Bij het doen van een serie buikspieroefeningen is het beter om voor een buikuitademing te kiezen. Bij de oefeningen in het laatste deel van het boek wordt daarvan uitgegaan.
De buikspieren leggen ons echter vaak een bepaalde ademhaling op: ze trekken de ribben naar beneden, hetgeen samenhangt met een flankuitademing. De andere wijze van uitademen doen we niet vanzelf en moet worden aangeleerd.

H Als we de buikspieren samentrekken tijdens een uitademing, is het belangrijk dat deze uitademing plaatsvindt door een verplaatsing naar boven van de buikorganen en niet door het dalen van de ribben.

3.4 Een platte buik en de kracht van de buikspieren

3.4.1 Kracht en individuele belasting bij een oefening

Spierkracht van de buikspieren alleen is onvoldoende voor een platte buik. Wanneer we aan het ontwikkelen van de spierkracht prioriteit geven lopen we een zeker risico. We kunnen wel stellen dat het nuttig is om buikspieroefeningen te doen, indien de kracht van deze spieren ontoereikend is.
Zoals bij alle spieren het geval is, neemt de spierkracht ook bij buikspieren toe als we oefeningen gaan doen. Het principe van deze oefeningen is steeds hetzelfde: de spier moet in actie komen bij een grotere belasting dan waar hij aan gewend is.

Een belasting die hoger is dan waar de spier aan gewend is, is niet voor iedereen gelijk. Dat is een hoge belasting voor een geoefend persoon (een atleet, een professionele danser). De belasting is veel lager bij een minder getraind persoon, die bijvoorbeeld één of twee uur gymnastiek per week doet. De belasting is nog lager bij iemand die helemaal nooit traint of die verzwakt is (een ouder persoon, iemand die revalideert). Tussen deze drie voorbeelden zijn er nog talloze gradaties.
Iedereen moet de grootte van zijn individuele belasting uitzoeken. Dit kan zelfs per dag variëren. Daarom is het voor iemand die in groepsverband traint, belangrijk om erop te letten met de eigen belasting te oefenen. Dat geldt ook als we gebruikmaken van apparaten, oefeningen uit een boek doen of oefeningen nadoen die in een video worden gedemonstreerd. De belasting (weerstand) is niet voor iedereen gelijk.

> **!** Dat is wat anders dan oefeningen om lenig te worden, rekkingsoefeningen en stretching. Het is ook wat anders dan ontspanningsoefeningen en coördinatieoefeningen. De nadruk ligt op ontwikkelen van spierkracht.

> **H** Hoe kom je nu achter de eigen belasting?
>
> Je kunt dat doen onder leiding van een professional die aangeeft hoe de oefening moet worden uitgevoerd, hoeveel series er gedaan moeten worden en hoe de weerstand van het apparaat moet worden ingesteld. De ademhaling verdiept en de hartfrequentie wordt hoger doordat je spieren harder moeten werken dan ze gewend zijn. Doe de oefeningen met mate en regelmatig. Forceer daarbij niets.
> Heb je na afloop van de training last van spierpijn, dan is de belasting bij de oefening te hoog geweest of heb je niet voldoende tijd genomen om de spieren na de belasting te ontspannen. Neem de tijd om op adem te komen.

4 De vijf belangrijkste buikspieroefeningen

4.1 Buikspieroefeningen; anatomische achtergrond

Het basisprincipe is altijd gelijk.
Het gedeelte van de romp waar de buikspieren aan vastzitten moet gefixeerd worden of in beweging worden gebracht. Het gaat daarbij om:
- het bekken;
- de ribben;
- de lendenwervelkolom of de overgang daarvan naar de borstwervelkolom.

De belasting bij deze beweging moet zo worden gekozen dat hij met enige moeite kan worden uitgevoerd (zie par. 3.4.1).

Wat is de belasting of hoe vergroot je die?

Om de belasting te vergroten zijn verscheidene mogelijkheden. Welke dat zijn hangt af van het soort belasting. Elders in het boek worden ze gedetailleerd toegelicht:
- De belasting kan het gewicht van het hoofd zijn dat de borstkas in de beweging meeneemt. Zie hiervoor de oefeningen waarbij het hoofd naar de borstkas bewogen wordt, par. 4.3.2.
- De belasting kan ook bestaan uit het gewicht van het hoofd en de borstkas samen. Zie de oefeningen waarbij de borstkas naar de buik wordt bewogen, par. 4.3.2.
- Het kan het gewicht van het hoofd, de borstkas en de buik samen zijn, dat het bekken in de beweging meeneemt. Zie de oefeningen waarbij het bovenste gedeelte van de romp ten opzichte van het bekken bewogen wordt, par. 4.3.2.
- De belasting kan bestaan uit het gewicht van de armen, dat opgeteld wordt bij het bovengenoemde gewicht waardoor de oefening zwaarder wordt.
- Het kan het gewicht van de benen zijn, dat het bekken in beweging brengt. Zie de oefeningen met beenheffing, par. 4.4.2 en 4.6.2.
- Het kan de weerstand zijn die een partner of een apparaat geeft.
- Het kan de weerstand zijn die ontstaat doordat we iets vasthouden of het kan een fixatie van de benen zijn.

En er zijn nog tal van mogelijkheden die de belasting kunnen beïnvloeden bij het uitvoeren van buikspieroefeningen.

4.2 Risico's van buikspieroefeningen

De risico's worden per lichaamsdeel apart besproken. Risico's met betrekking tot:
- het perineum: zie par. 4.3.5, 4.5.3 en 4.7.2.
- de buikwand, bijvoorbeeld een hernia (breuk in de buikwand): zie par. 4.3.4.
- de tussenwervelschijven van het borst- en lendengebied: zie par. 4.3.6, 4.3.7, 4.4.6, 4.5.3 en 4.6.4.
- de tussenwervelschijven van het halsgebied: zie par. 4.3.8.

4.3 De crunch

4.3.1 Beschrijving

Een van de bekendste buikspieroefeningen is de crunch. Deze oefening wordt hierna stap voor stap uitgelegd.

Begin vanuit rugligging. Beweeg eerst het hoofd in de richting van het bekken en daarna de hals, de schouders en de borstkas (fig. 4.1). Breng ten slotte, in zittende positie, de romp naar voren in de richting van de benen (fig. 4.2).

De oefening kan recht naar voren (fig. 4.3) of een beetje naar links of naar rechts worden uitgevoerd (fig. 4.4).

4.3.2 Hoe oefen je de buikspieren met de crunch?

Bij het uitvoeren van de crunch zijn vier fasen te onderscheiden waarin de buikspieren actief zijn. De activiteit verschilt per fase.

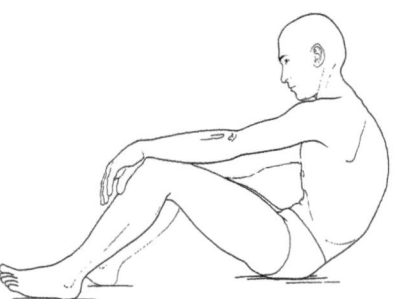

Figuur 4.1 Beweeg hoofd, hals, schouders en borstkas in de richting van het bekken.

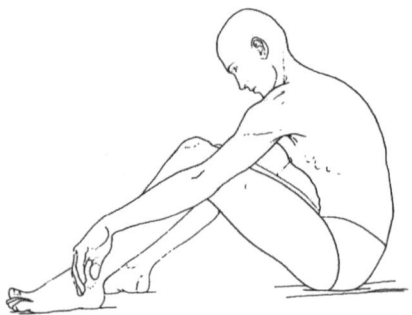

Figuur 4.2 Breng de romp naar voren in de richting van de benen.

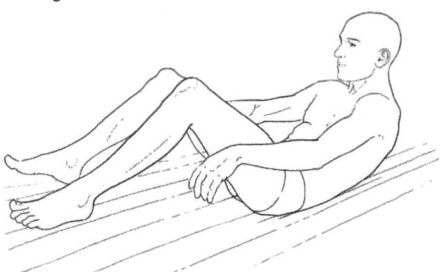

Figuur 4.3 Crunch recht naar voren.

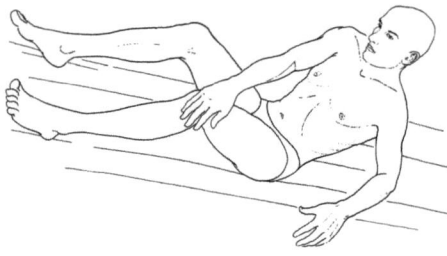

Figuur 4.4 Crunch een beetje naar links.

ALLEEN HET HOOFD OPHEFFEN

Deze beweging wordt uitgevoerd door de flexoren (buigers) van de nek, die vastzitten aan de borstkas. De buikspieren contraheren om de borstkas met het bekken te verbinden: dit is een fixatieactiviteit (fig. 4.5).

HOOFD EN SCHOUDERS (EN EVENTUEEL DE ARMEN) VAN DE GROND HEFFEN

De buikspieren zijn hierbij actief om de borstkas met het bekken te verbinden. Dat gebeurt nu met meer intensiteit. Ook hier is sprake van een fixatieactiviteit: de buikspieren brengen het skelet niet in beweging (fig. 4.6).

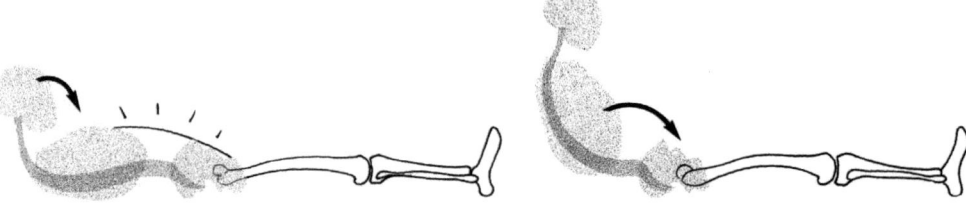

Figuur 4.5 Fase 1. Alleen het hoofd opheffen.

Figuur 4.6 Fase 2. Hoofd en schouders van de grond heffen.

 Men noemt dit ook wel een statische of isometrische contractie.

 Ook dit is een statische of isometrische contractie.

BEWEGING VERVOLGEN

De beweging wordt nu voortgezet totdat de schouderbladen en de ribben loskomen van de grond. De buikspieren contraheren om de borstkas in de richting van de buik te bewegen. De contractie veroorzaakt een beweging.

 Deze samentrekking van de buikspieren wordt een concentrische contractie genoemd.

4.3.3 Variatie in intensiteit bij de crunch

De borstkas en het hoofd zijn relatief zware lichaamsdelen. Daarom is de crunch in alle gevallen een zware oefening. De crunch wordt nog zwaarder:
- als een groter deel van de romp bij de beweging betrokken wordt (fig. 4.8);
- als verder naar de voeten bewogen wordt (fig. 4.9);
- als afzetten met de handen of de armen naar voren zwaaien achterwege wordt gelaten (fig. 4.10).

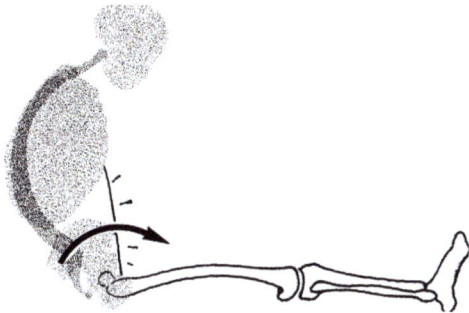

Figuur 4.7 De romp en het hoofd bewegen zich als een geheel richting dijbenen.

Als de beweging nog verder doorgaat, bewegen de romp en het hoofd zich als een geheel in de richting van de dijbenen door een contractie van de heupbuigers (fig. 4.7). Dan verbinden de buikspieren de borstkas en het bekken en er is weer sprake van een fixatie. De beweging wordt nu dus niet veroorzaakt door contractie van de buikspieren.

 Bij deze beweging is er opnieuw sprake van een statische of isometrische contractie.

 Bij de crunch werken de buikspieren even hard bij de teruggaande als bij de opkomende beweging. Ze werken bij iedere fase om een verschillende reden, maar meestal is er sprake van een statische of isometrische contractievorm. Dat komt de bloedcirculatie niet ten goede en de spieren raken uitgeput tijdens de oefening. Je moet niet verbaasd zijn als je de volgende dag spierpijn hebt (zie spierpijn en kramp in par. 2.12).

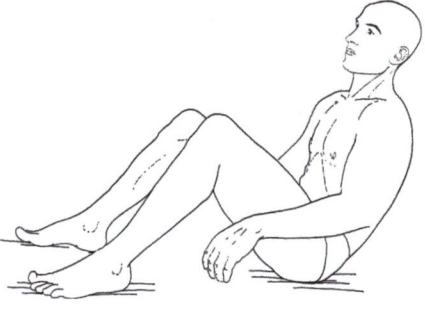

Figuur 4.8 Een groter deel van de romp wordt bij de beweging betrokken.

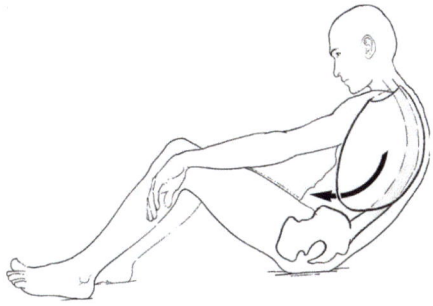

Figuur 4.9 Er wordt verder naar de voeten bewogen.

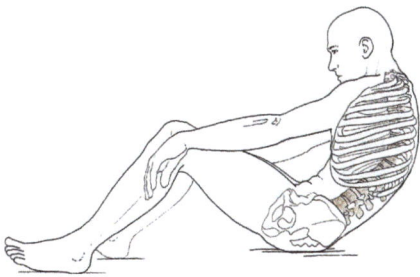

Figuur 4.10 Achterwege laten van afzetten met de handen of de armen naar voren zwaaien.

4.3.4 Risico's van de crunch voor het buikgebied

Bij de crunch bewegen we het bovenste deel van de romp ten opzichte van het onderste deel. De borstkas wordt in de richting van het bekken gebracht. Daarbij bewegen de buikorganen in dezelfde richting (fig. 4.11).
De buikspieren hebben de neiging de ribben naar beneden te bewegen (fig. 4.12). De borstkas plat daarbij enigszins af. De borstorganen worden naar beneden geduwd.

Om de borstkas niet te veel te laten afplatten, wordt daarbij soms de stemspleet gesloten om de uitademing te blokkeren (fig. 4.13). Dat verhindert het afplatten van de borstkas maar leidt ook tot een sterke verhoging van de druk, waardoor de buik uitpuilt. Bij de uitvoering met een gesloten stemspleet ontstaat soms de neiging om te gaan persen. De daartoe noodzakelijke contractie van het middenrif doet de buik nog meer opbollen (fig. 4.14). De beweging wordt door het persen niet efficiënter, maar we doen dit als het ware vanzelf als de stemspleet gesloten wordt.

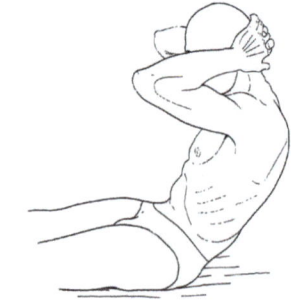

Figuur 4.11 De borstkas wordt in de richting van het bekken gebracht.

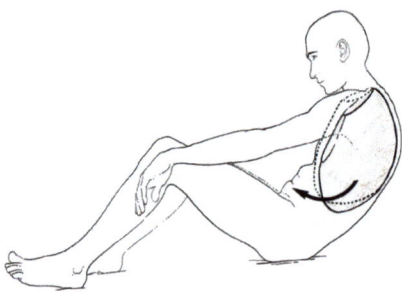

Figuur 4.12 De buikspieren hebben de neiging de ribben naar beneden te bewegen.

> De crunch is een zware oefening vanwege het grote gewicht van het bovenste deel van het lichaam dat geheven wordt en daarna naar voren wordt bewogen. Hierbij wordt vaak gebruikgemaakt van alle vier de manieren die hiervoor beschreven zijn. De beweging is belastend voor het buikgebied als dit kwetsbaar is. Bijvoorbeeld bij iemand die vatbaar is voor een hernia van de buikwand of het wijken van de witte lijn (linea alba). Een vrouw die net is bevallen moet dit type buikspieroefening dan ook worden afgeraden.

Het risico van de crunch verkleinen

VOOR HET BUIKGEBIED

Vermijd de stemspleet te sluiten en te persen. Voer de oefening uit, terwijl de stemspleet geopend is. De beste manier om dit te doen is om door te gaan met de ademhaling.
Breng de ribben naar zijwaarts voordat je de beweging begint. Houd de ribben in die stand tijdens het opkomen en ook bij het weer teruggaan.

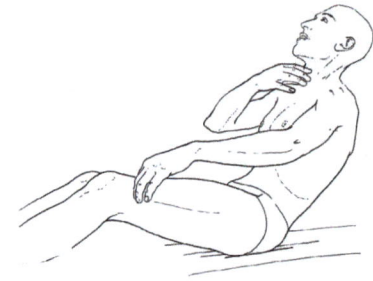

Figuur 4.13 Sluiten van de stemspleet om de uitademing te blokkeren.

> Probeer het bovenste deel van de buik gedurende de gehele oefening hol te houden, zowel bij de inademing als bij de uitademing.

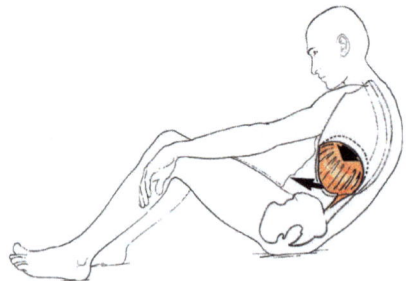

Figuur 4.14 Contractie van het middenrif.

VOOR DE LINEA ALBA

Vermijd contractie van de dwarse buikspieren (m. transversus abdominis), omdat deze de linea alba uit elkaar trekken (zie par. 2.13).
Vermijd uitademen tijdens de oefening, vooral een geforceerde uitademing. Daarbij wordt maximaal uitgeademd (expiratoir reservevolume) en een sterk beroep gedaan op de dwarse buikspieren, zie ook par. 4.7.1.

  Bij deze oefening ontstaat de neiging uit te ademen (doordat de borstkas wordt afgeplat). Daarom is het beter de oefening te beginnen met een uitademing en daarna de romp te heffen op een inademing.

H Doe de oefening tijdens een flankademhaling. Blaas uit voordat je met de beweging begint en adem in tijdens de oefening waarbij de ribben zijwaarts worden bewogen.

4.3.5 Is een crunch waarbij de buik ingehouden wordt een risico voor het perineum?

EERSTE FASE

Bij de crunch beweeg je het bovenste deel van de romp naar voren ten opzichte van het onderste deel. De borstkas wordt in de richting van het bekken gebracht. De buikorganen gaan daardoor in diezelfde richting (fig. 4.15).

TWEEDE FASE

De buikspieren die deze beweging veroorzaken, trekken de ribben naar beneden: de borstkas plat af (fig. 4.16) en de borstorganen worden in de richting van het perineum geduwd.

DERDE FASE

Om de borstkas niet te veel te laten afplatten, wordt vaak de stemspleet gesloten waardoor de uitademing geblokkeerd wordt (fig. 4.17). Hierdoor houden we weliswaar een ruime borstkas, maar ontstaat er ook een hoge druk op het perineum.

VIERDE FASE

Vaak wordt daarbij geperst met een gesloten stemspleet. De druk wordt dan extra verhoogd door de contractie van het middenrif (fig. 4.18). Dit maakt de oefening niet efficiënter, maar we hebben de neiging dat te doen als we de stemspleet sluiten.

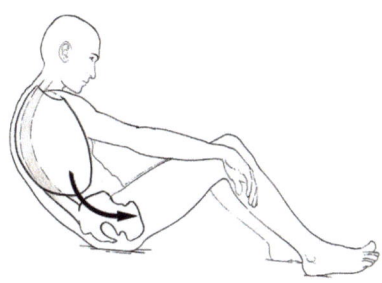

Figuur 4.15

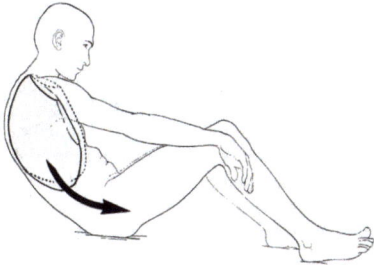

Figuur 4.16

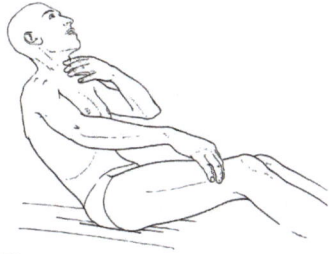

Figuur 4.17

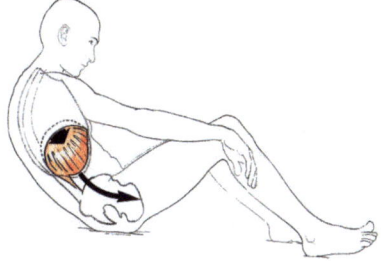

Figuur 4.18

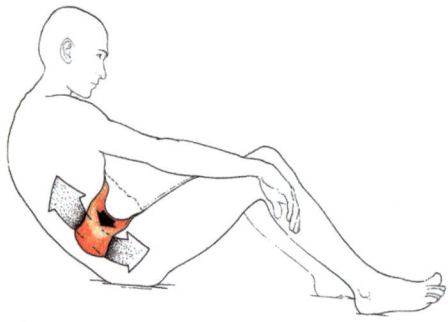

Figuur 4.19

VIJFDE FASE

Als we, door contractie van de buikspieren, proberen de buik in te houden, kunnen de buikorganen zich niet naar voren verplaatsen. Ze gaan dan naar boven, maar ook naar beneden, in de richting van het kleine bekken. Dit verhoogt de druk op het perineum (fig. 4.19).

> **H** Een crunch, uitgevoerd met ingetrokken buik kan de druk op het perineum vergroten. Een prolaps of compressie van de prostaat kan hiervan het gevolg zijn. Deze oefening mag daarom beslist niet worden uitgevoerd door iemand met een kwetsbaar perineum.

Het risico voor het perineum verkleinen

Het risico van de crunch voor het perineum verkleinen is niet gemakkelijk, want je moet verschillende dingen tegelijk doen. Als je niet goed getraind bent, is het verstandig voor andere oefeningen te kiezen. Wil je de oefening toch doen omdat je eraan gewend bent, dan volgen hier enkele nuttige adviezen die bedoeld zijn voor personen die gewend zijn aan zware oefeningen.

> **H** Om het perineum te sparen, verdient het de voorkeur de oefening uit te voeren op een inademing en niet op een uitademing. Dit dient een flankinademing te zijn, waarbij de ribben naar buiten worden bewogen. Tijdens de gehele oefening moet vermeden worden dat de stemspleet wordt gesloten. Probeer niet de buik in te trekken, behalve het bovenste deel ervan. Dit laatste doe je door het zijwaarts bewegen van de ribben.

- Houd de ribben zijwaarts (fig. 4.20). Voordat je daadwerkelijk een serie oefeningen gaat doen, moet je deze ribbeweging eerst oefenen (zie par. 5.2.1 en 5.2.2). 'Open' de ribben zo ver mogelijk, vooral in het achterste deel van de borstkas.
- Begin de crunch met het zijwaarts bewegen van de ribben en met een inademing. Houd de ribben in die positie tijdens het opkomen.
- Houd het bovenste deel van de buik gedurende de hele oefening wat ingetrokken (fig. 4.21). Dit doe je niet door buikspieractiviteit, maar door de ribben zijwaarts te houden. Probeer niet de rest van de buik in te trekken.

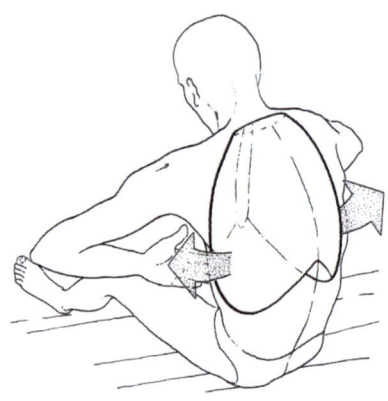

Figuur 4.20 'Open' de ribben zo ver mogelijk.

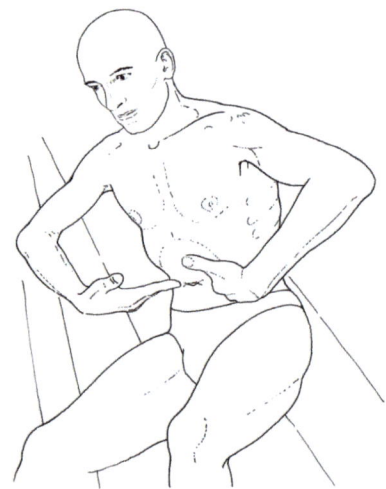

Figuur 4.21 Houd het bovenste deel van de buik gedurende de hele oefening wat ingetrokken.

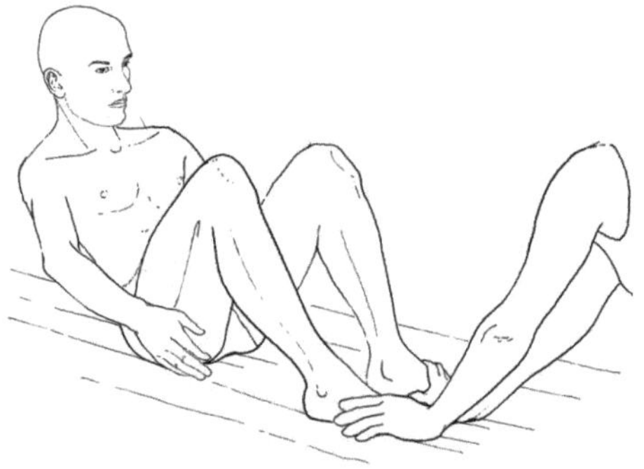

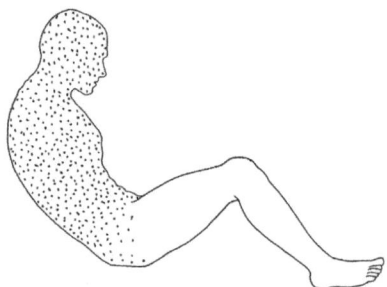

Figuur 4.22 *Fixatie kan met de hulp van iemand anders.*

4.3.6 Risico's van de crunch voor de tussenwervelschijven tijdens flexie (buiging) van de wervelkolom?

In de vierde fase van het opkomen worden het hoofd, de romp en het bekken als een geheel naar de dijbenen toe gebogen (zie ook par. 4.3.4). Hiervoor is een sterke contractie van de heupbuigers nodig. Deze heupbuigers hebben echter ook de neiging de dijbenen naar de romp te bewegen (flexie van het heupgewricht).

HET GEWICHT VAN DE BENEN EN HET GEWICHT VAN DE ROMP IN EVENWICHT

In deze fase van het opkomen kunnen sommigen de beweging niet uitvoeren als hun voeten niet worden gefixeerd (fig. 4.22). Zonder fixatie zouden de benen omhoogkomen en valt de romp weer naar achteren. Dat wordt niet veroorzaakt door een gebrek aan kracht van de buikspieren, na fixatie van de voeten is de beweging immers wel mogelijk. Het wordt ook niet veroorzaakt door een gebrek aan mobiliteit van de wervelkolom (die is te testen).
De oorzaak is de lichaamsverhouding: het gewicht van de benen kan niet in evenwicht gebracht worden met dat van de romp. Dat is het geval bij personen met een lange romp en korte benen (fig. 4.23). Zij zijn bij deze oefening in het nadeel. Voor personen met een korte romp en lange benen geldt het omgekeerde (fig. 4.24).

De personen die het nadeel van een lange romp en korte benen hebben, proberen vaak met kracht de armen naar voren te zwaaien (fig. 4.25). Tegelijkertijd proberen ze het onderste deel van de romp sterk te buigen en zo het bekken mee te nemen in de beweging van het bovenlichaam (fig. 4.26). Hierbij bestaat het risico van overbelasting van de tussenwervelschijven in het lumbale (lenden)gebied. Dit is vooral

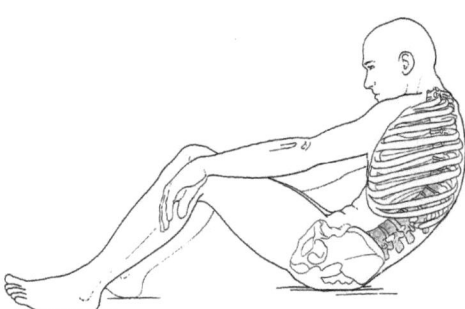

Figuur 4.23 *Personen met een lange romp en korte benen.*

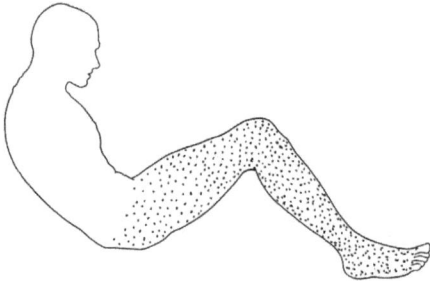

Figuur 4.24 *Personen met een korte romp en lange benen.*

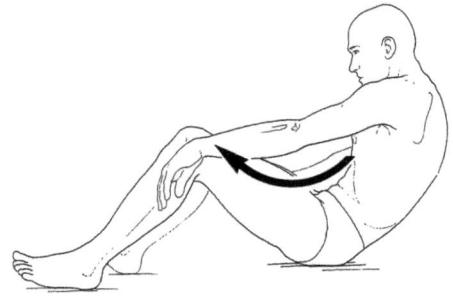

Figuur 4.25 *Het onderste deel van de romp sterk buigen.*

Figuur 4.26 *Met kracht de armen naar voren zwaaien.*

het geval als de beweging vaak wordt herhaald of als de houding op het 'kritieke moment' vastgehouden wordt.

Beschermen van de lumbale tussenwervelschijven tijdens flexie

Wanneer het onmogelijk is de romp naar de benen te brengen – dit zal zich vooral voordoen tijdens de vierde fase – is het belangrijk eerst de flexie van de lumbale wervelkolom te testen:
- ga in zijligging op de grond liggen;
- druk de knieën stevig tegen de buik en de borstkas tegen de knieën (fig. 4.27).

Voor degene die deze beweging niet gemakkelijk kan uitvoeren, zijn lenigheidsoefeningen (mobiliserende oefeningen) van de wervelkolom aan te raden.

Test daarna het opkomen, terwijl de voeten gefixeerd worden:
- iemand anders houdt de voeten vast (fig. 4.28); of
- de voeten worden onder een vast punt gebracht (een zwaar meubelstuk, een wandrek).

Kijk of de beweging nu wel kan worden uitgevoerd.

> ! Om de wervelkolom in flexierichting leniger te maken, kunnen oefeningen worden uitgevoerd die de tussenwervelschijven niet al te zeer belasten. Zie hiervoor ook *Anatomie van de beweging*, eveneens van de hand van Blandine Calais-Germais.

Als uit deze twee tests blijkt dat de beweeglijkheid van de wervelkolom voldoende is en de buikspieren sterk genoeg zijn, moet overbelasting van de tussenwervelschijven bij te sterke flexie vermeden worden. Dat is als volgt te bereiken:
- door in deze fase van de crunch de voeten te fixeren;
- door de beweging niet recht naar voren uit te voeren, maar een beetje naar links of naar rechts (fig. 4.29).

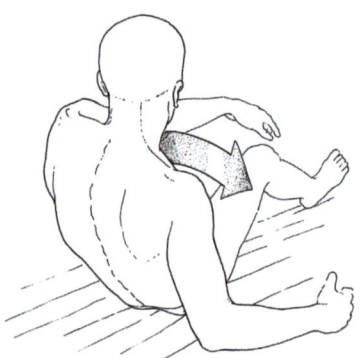

Figuur 4.29 *Door de crunch een beetje zijwaarts uit te voeren, voorkom je overbelasting van de tussenwervelschijven.*

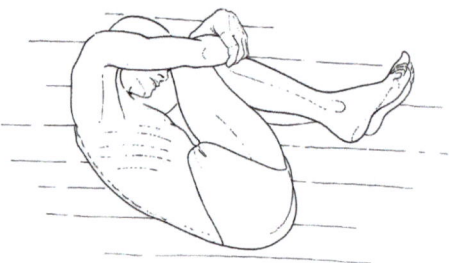

Figuur 4.27 *Testen van de flexie van de lumbale wervelkolom.*

4.3.7 Risico's van de crunch voor de tussenwervelschijven tijdens extensie (strekking) van de wervelkolom

In de vierde fase van het rechtop komen bewegen hoofd, romp en bekken als een geheel naar voren ten opzichte van de dijbenen. Hiervoor is een sterke contractie nodig van de heupbuigers. Deze heupbuigers dreigen het bekken voorover te kantelen, waardoor een lordose (holle rug) ontstaat in de lumbale wervelkolom (fig. 4.30). Het risico ligt niet zozeer in de lordose die dan ontstaat, maar in de sterke compressie die het gevolg is van de spieractiviteit (van de heupbuigers en van de buikspieren) (fig. 4.31).

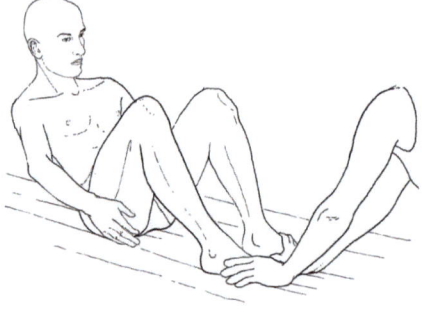

Figuur 4.28 *Testen van het opkomen terwijl de voeten gefixeerd zijn.*

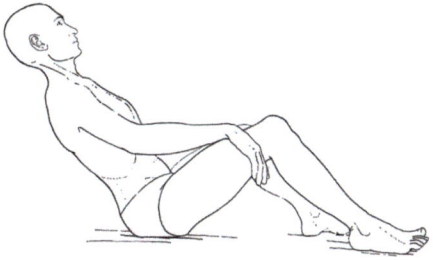

Figuur 4.30 Sterke contractie van de heupbuigers kan leiden tot vooroverkantelen van het bekken.

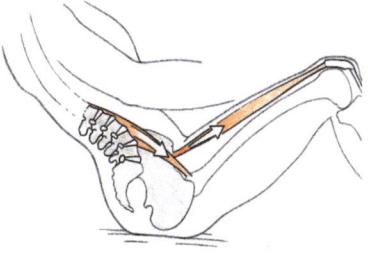

Figuur 4.31 Sterke compressie als gevolg van de spieractiviteit van heupbuigers en buikspieren.

De tussenwervelschijven van de lumbale wervelkolom kunnen hierbij overbelast worden (fig. 4.32). Dat is vooral het geval als de oefening een aantal keren wordt uitgevoerd of de positie met de holle rug wordt vastgehouden (het zwaarste deel van de oefening).

Het risico van een holle rug kan worden opgeteld bij het risico van te sterke flexie dat hiervoor beschreven is. De wervelkolom 'aarzelt' als het ware tussen de posities, die beide riskant zijn (fig. 4.33) omdat er sprake is van een hoge compressie. Overbelasting van de lumbale tussenwervelschijven kan het gevolg zijn, vooral indien de oefening herhaald wordt of de 'kritieke' positie even wordt vastgehouden.

Beschermen van de lumbale tussenwervelschijven tijdens extensie

Als het niet nodig is de voeten te fixeren (zie de opmerkingen over lichaamsproporties in par. 4.3.2), kan het oefenen met fixatie beter worden vermeden; anders wordt het een oefening om de heupbuigers te versterken.

Voor degenen die de voeten moeten fixeren om overeind te komen en de neiging hebben een holle rug te maken, is het beter de beweging niet recht naar voren te maken, maar enigszins zijwaarts (fig. 4.35). Daarbij wordt de wervelkolom wat naar opzij gebogen (lateroflexie). De schuine buikspieren worden dan meer betrokken en een holle rug wordt vermeden.

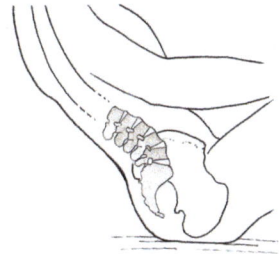

Figuur 4.32

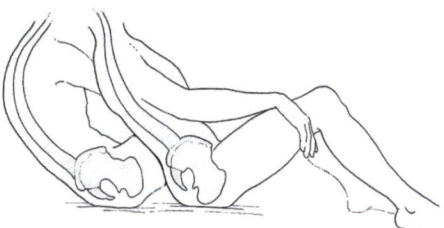

Figuur 4.33

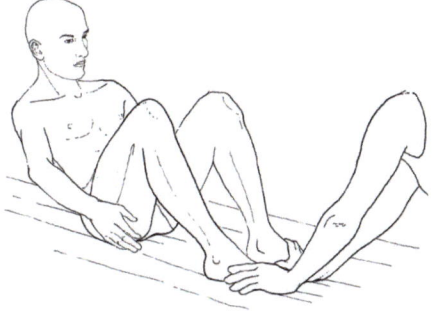

Figuur 4.34 Fixatie van de voeten.

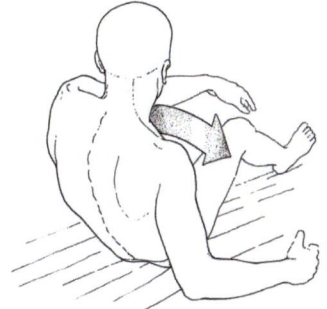

Figuur 4.35 Enigszins zijwaarts opkomen.

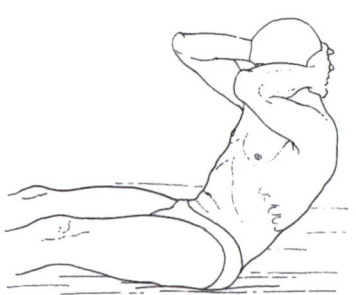
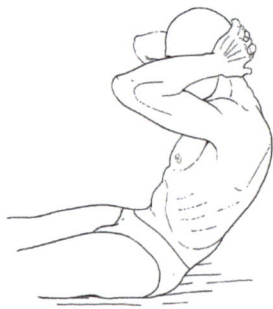
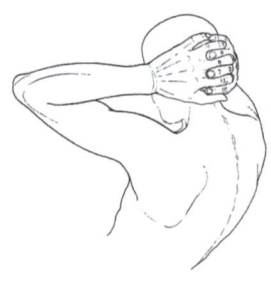

Figuur 4.36 Bij het overeind komen plaatsen we vaak de handen achter het hoofd.

Figuur 4.37 Door de kracht van de armen heeft het onderste deel van de halswervelkolom de neiging om te buigen.

Figuur 4.38 De trekkracht van de handen op de nek verhoogt sterk de druk op de gewrichten van de halswervelkolom.

4.3.8 Waardoor wordt de druk op de halswervels verhoogd bij de crunch?

Bij het uitvoeren van de crunch plaatsen we vaak de handen achter het hoofd om overeind te komen (fig. 4.36). Daarmee kunnen we twee heel verschillende doelen voor ogen hebben:
- we willen de oefening zwaarder maken door de armen niet naar voren uit te strekken of ze met een snelle beweging naar voren te zwaaien (fig. 4.36);
- of juist het omgekeerde: we proberen het hoofd met de handen naar voren te trekken, waarbij we gebruikmaken van het gewicht en de spierkracht van de armen (fig. 4.37). Vanwege de zwaarte van de oefening is dit meestal de reden om de armen achter het hoofd te plaatsen. De ellebogen worden met kracht naar voren geduwd en door de kracht van de armen heeft het onderste deel van de halswervelkolom de neiging om te buigen (flexie).

Door de trekkracht van de handen op de nek wordt de druk op de gewrichten van de lage halswervelkolom (fig. 4.38), die van nature al heel mobiel zijn, sterk verhoogd.

Beschermen van de tussenwervelschijven van de halswervelkolom

Het is niet verstandig meer crunches te forceren door de handen achter het hoofd te plaatsen, als je niet over zeer sterke buikspieren en gunstige lichaamsproporties beschikt. Is dat niet het geval (vooral van belang bij de vierde fase van het overeind komen, zie par. 4.3.2), dan moeten de voeten gefixeerd worden, waardoor de trekkracht op het hoofd in deze moeilijke fase vermeden kan worden.
Houd tijdens de oefening de ellebogen naar opzij.

 Let op! Ook met de ellebogen naar opzij kunnen we het hoofd nog naar voren duwen (fig. 4.39).

 Controleer of het hoofd op de handen drukt en niet andersom (fig. 4.40). Desnoods maak je met de handen geen contact met het hoofd, maar houd je ze er vlakbij.

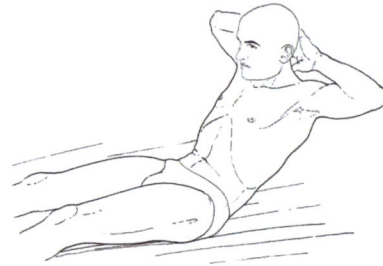

Figuur 4.39 Ook met de ellebogen naar opzij kunnen we het hoofd nog naar voren duwen.

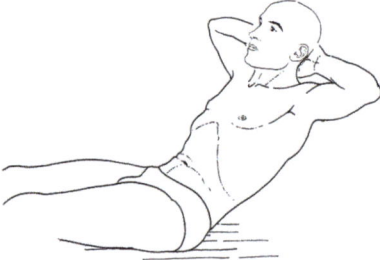

Figuur 4.40 Controleer of het hoofd op de handen drukt en niet andersom.

4.4 Heffen van de benen vanuit rugligging

Een andere, heel bekende buikspieroefening om de buikspieren te versterken, is het heffen van de benen vanuit rugligging. Deze oefening wordt hierna stap voor stap uitgelegd.

4.4.1 Beschrijving

Ga op de rug liggen en hef de benen.

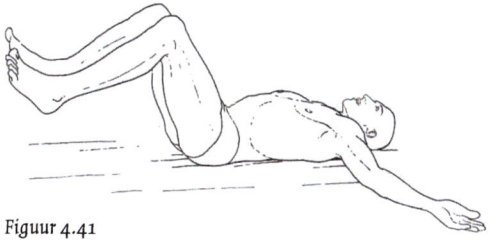

Figuur 4.41

Verschillende uitvoeringswijzen (fig. 4.41 t/m 4.44)

- De benen worden meer of minder in verticale stand gebracht.
- De benen kunnen gebogen of gestrekt zijn.
- De oefening wordt met één been of met beide benen uitgevoerd.
- De benen kunnen in de richting van de romp worden gebracht of wat meer naar opzij.
- Als de benen geheven zijn, kun je een fietsende beweging maken, de benen scharen of luchtfiguren maken (je naam schrijven, de letters van het alfabet).

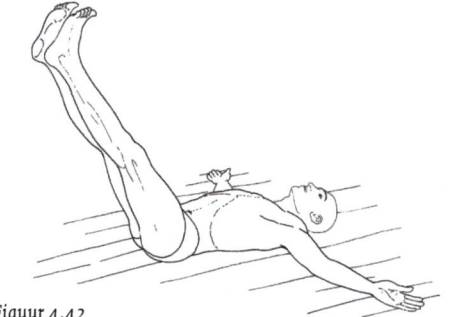

Figuur 4.42

> **H** Je ziet dat er veel variaties zijn op deze oefening. Die hebben betrekking op:
> - de zwaarte van de oefening;
> - welke buikspieren vooral belast worden.

4.4.2 Waarom worden de buikspieren sterker van het heffen van de benen?

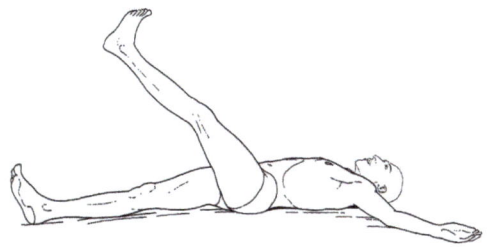

Figuur 4.43

Het is belangrijk in gedachten te houden dat het niet de buikspieren zijn die de benen heffen maar de heupbuigers.[1]

De heupbuigers kunnen niet alleen de benen heffen, ze kunnen ook het bekken vooroverkantelen (anteversie) doordat ze aan het bekken vastzitten (fig. 4.45).
Om vooroverkantelen van het bekken te voorkomen, komen de buikspieren in actie (fig. 4.46).
De buikspieren moeten het bekken stabiliseren of fixeren.

Naarmate de bewegingsuitslag van de heupbuiging groter wordt, krijgt het bekken de neiging achterover te kantelen (retroversie) (fig. 4.47). Het effect van de zwaartekracht op het bekken kan dus tijdens de beweging omkeren (zie par. 4.4.4).

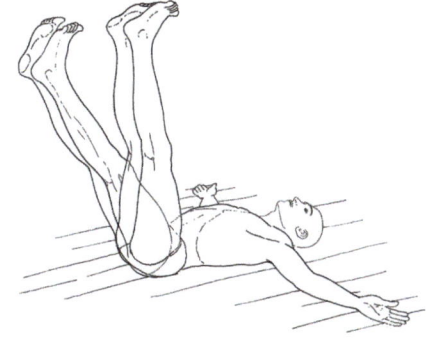

Figuur 4.44

> **!** De buikspieren voeren een statische (isometrische) contractie uit.

---

1 De voornaamste spieren daarbij zijn de m. iliopsoas, de m. sartorius, de m. rectus femoris, de m. tensor fasciae latae.

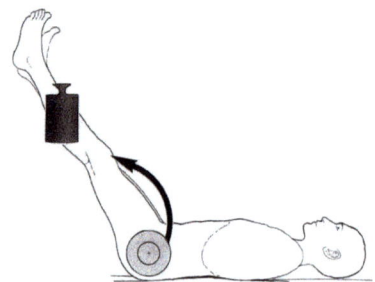

Figuur 4.45

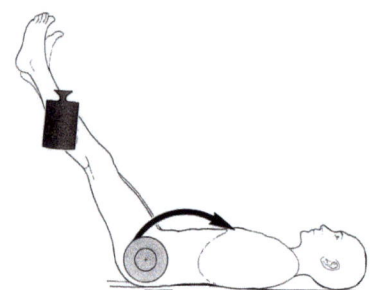

Figuur 4.46

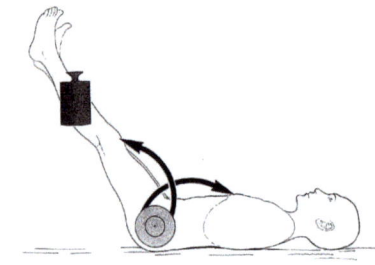

Figuur 4.47

4.4.3 Hoe oefen je de buikspieren met het heffen van de benen?

HEFFEN VAN ÉÉN BEEN

Deze oefening is minder zwaar als je hem met één been uitvoert. Met beide benen is hij veel zwaarder; dat is goed te voelen.

 De beweging met slechts één been uitvoeren kan een goede manier zijn om het bewegingsverloop uit te zoeken en om te testen of het bekken daarbij gefixeerd kan worden.

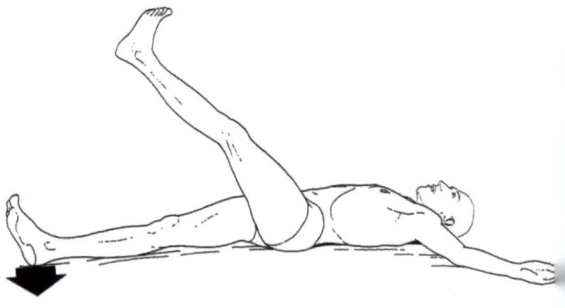

Figuur 4.48 Als je één been tegen de grond drukt, is de oefening minder zwaar.

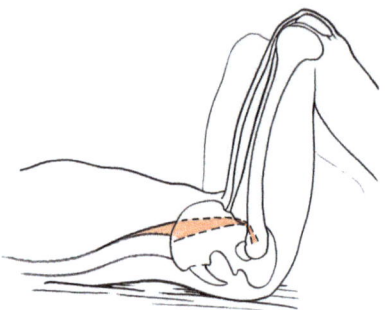

Figuur 4.49 De oefening uitvoeren met gebogen benen.

De oefening is minder zwaar als je één been heft en met het andere been steun zoekt op de grond (fig. 4.48); dat helpt om het bekken te stabiliseren (fixeren).

 De oefening kan zelfs geheel zonder buikspieractiviteit worden uitgevoerd. Daarom moet, bij het heffen van één been, duidelijk aangegeven worden of het andere been stevig tegen de grond wordt gedrukt.

MET GEBOGEN BENEN

De oefening is met gebogen benen minder zwaar dan met gestrekte benen. Bij gebogen benen is de momentsarm van de benen namelijk kleiner, waardoor er minder kracht nodig is. Bij gestrekte benen is de momentsarm ongeveer dubbel zo groot: de oefening wordt dan zwaarder. Bovendien komen bij het heffen van gestrekte benen spieren aan de achterzijde van het been op spanning. Hoe meer de gestrekte benen in de richting van de buik worden gebracht, des te moeilijker wordt de oefening vanwege de weerstand van de hamstrings die op rek komen.

De spieren aan de achterzijde van het dijbeen komen in toenemende mate op rek en remmen de heupbuiging. De heupbuigers[2] moeten dan harder werken ... en dat geldt dan ook voor de buikspieren die het bekken moeten fixeren.

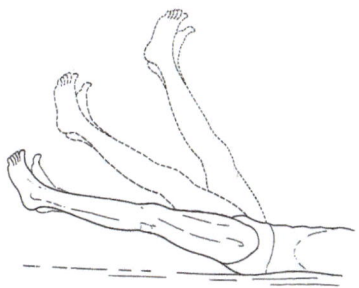

Figuur 4.50 *De hoek waaronder de benen in de heup worden geheven, is bepalend voor de zwaarte van de oefening.*

De hoek waaronder je de benen in de heup heft is bepalend voor de zwaarte van de oefening. Hoe meer je de benen naar de grond laat zakken, des te zwaarder is de oefening. Dat komt doordat de momentarm van de benen toeneemt (fig. 4.50).

 Het is heel goed te voelen dat er meer kracht van de heupbuigers nodig is om een gestrekt been vlak boven de grond te heffen of daar te houden dan met de benen in een bijna verticale positie. Het bekken wordt met een groter draaimoment voorovergekanteld en de buikspieren moeten harder werken om dat te voorkomen.

H Bij het heffen van de benen als buikspieroefening is op grond van het bovenstaande een gradatie te maken van licht naar zwaar.
Het gemakkelijkst is het als er maar één been wordt geheven, als dat been daarbij gebogen is in de knie en bij een heupbuiging van ongeveer 90 graden. Het geheven been is dan min of meer verticaal; met de voet van het andere been zoeken we stabiliteit op de grond.
Het moeilijkst is het om twee gestrekte benen gelijktijdig te heffen tot vlak boven de grond.

[2] De m. iliopsoas, de m. sartorius, de m. rectus femoris, de m. tensor fasciae latae.

4.4.4 Het vinden van het kantelpunt van het bekken bij het heffen van de benen

Breng vanuit rugligging de knieën tegen de buik, waarbij de benen zo veel mogelijk gebogen zijn. Tijdens deze beweging voel je als het goed is dat het stuitje loskomt van de grond en dat het bekken achteroverkantelt (retroversie) (fig. 4.51).

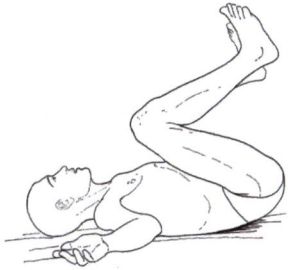

Figuur 4.51 *Het stuitje komt los van de grond en het bekken kantelt achterover.*

Maak nu met één been de tegenovergestelde beweging waardoor de voet weer op de grond komt. Aan de kant waar je die beweging uitvoert kun je voelen dat die bekkenhelft van bewegingsrichting verandert: plotseling verandert de richting van de kanteling van achterover naar voorover (anteversie) (fig. 4.52).

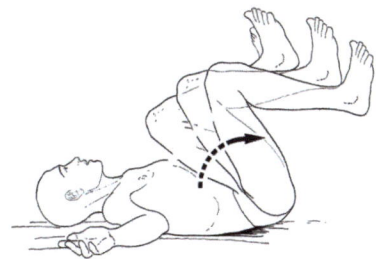

Figuur 4.52 *De richting van de kanteling verandert van achterover naar voorover.*

Maak vervolgens deze beweging met twee benen.

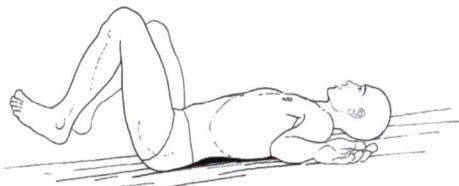

Figuur 4.53 *Dezelfde beweging als in figuur 4.52, maar nu met twee benen.*

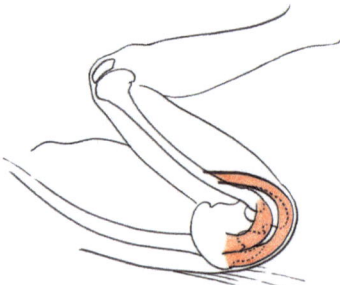

Figuur 4.54 Door de sterke buiging in de heup rekken de spieren en banden aan de achterzijde van het been.

Voel op welk moment de achteroverkanteling overgaat in een vooroverkanteling: dat is het kantelpunt. Dit correspondeert met een bepaalde flexiehoek in het heupgewricht. Maak deze beweging een aantal malen om de hoek waarbij deze verandering van bewegingsrichting plaatsvindt precies vast te stellen.

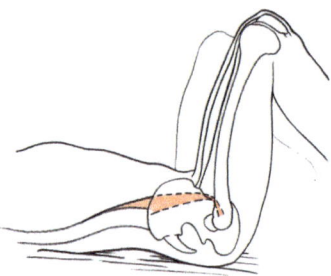

Figuur 4.55 De strekking van de benen in de heup wordt veroorzaakt door het gewicht van de benen. Deze beweging wordt gecontroleerd door de spieren aan de voorzijde van het heupgewricht.

4.4.5 Waarom oefen je de buikspieren bij het heffen van de benen?

Als je beide benen symmetrisch heft, moet het bekken in achterovergekantelde stand worden gehouden. Die is voor de linker en de rechter bekkenhelft gelijk. Dit is het werk van de rechte buikspier (m. rectus abdominis) (fig. 4.56).

Je kunt de beweging ook asymmetrisch uitvoeren, door bijvoorbeeld:
– slechts één been te heffen;
– één been of beide benen enigszins zijwaarts te heffen;
– schaarbewegingen met de geheven benen te maken of met de voeten letters in de 'lucht' te schrijven.

Als we het bekken observeren, kunnen we vaststellen dat alle beweging die volgt op de achteroverkanteling plaatsvindt aan de ene kant van het kantelpunt terwijl alle beweging die volgt op de vooroverkanteling plaatsvindt aan de andere kant van het kantelpunt.

Waarom kantelt het bekken achterover als we de knieën naar de buik brengen?
De sterke buiging in de heup rekt de spieren en banden aan de achterzijde van het been. Deze spanning veroorzaakt een retroversie.

Waarom kantelt het bekken voorover wanneer de benen weer in de richting van de grond worden bewogen?
De strekking van de benen in de heup wordt veroorzaakt door het gewicht van de benen. Deze beweging wordt gecontroleerd door de spieren aan de voorzijde van het heupgewricht. De contractie van deze spieren veroorzaakt een anteversie.

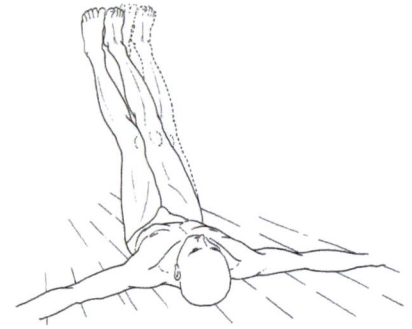

Figuur 4.56 Symmetrisch heffen van beide benen.

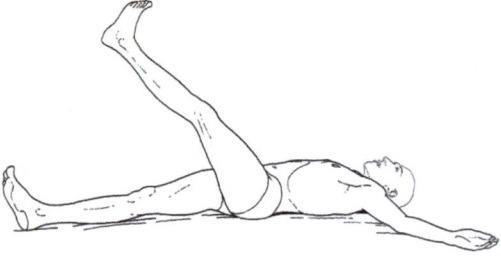

Figuur 4.57 Asymmetrische beweging.

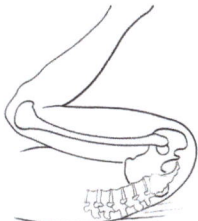

Figuur 4.58 Bij de ene bekkenhelft is sprake van meer anteversie dan bij de andere.

In dat geval is bij de ene bekkenhelft sprake van meer anteversie (vooroverkanteling) dan bij de andere. Het bekken draait daarbij ook steeds in de richting waar de benen naartoe bewegen. Gelijktijdig moet de anteversie gecontroleerd worden (het werk van de rechte buikspieren) maar ook de rotatie (het werk van de schuine buikspieren) om het bekken te fixeren.
Het werk van de schuine buikspieren kan meer of minder zwaar zijn (zie par. 4.4.1 t/m 4.4.3).

4.4.6 Risico's van het heffen van de benen voor de lumbale wervelkolom

Wanneer je de knieën naar de borst brengt (voorbij het kantelpunt, zie par. 4.4.4), komt door de beweging van het bekken de lumbale wervelkolom in flexiestand.

Wanneer je de benen weer naar de grond brengt, voorbij het kantelpunt, zijn er spieren actief die de benen gecontroleerd laten dalen.[3] Deze spieren, die aan het bekken vastzitten, dreigen nu het bekken voorover te kantelen. Om dat te voorkomen contraheren de buikspieren.
Lukt het niet die kanteling te voorkomen, dan zal extensie (strekking) optreden van de lumbale wervelkolom, met als gevolg een holle rug.

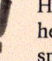 Hierdoor komen de aan de achterzijde van het been gelegen spieren en banden op spanning. Dat kan heilzaam zijn (als deze structuren verkort zijn), maar het kan ook problemen veroorzaken (als deze structuren kwetsbaar zijn).
De tussenwervelschijven worden aan de voorzijde samengeperst en aan de achterzijde uit elkaar getrokken. Ook dit kan, met mate uitgevoerd, een gunstig effect hebben maar het kan ook discus (tussenwervelschijf)problemen veroorzaken als de discus al kwetsbaar is.

 De contractie van de buikspieren maakt de romp 'korter' en veroorzaakt een sterke compressie van de wervels en de daartussen gelegen tussenwervelschijven (fig. 4.60).

Als het bekken tijdens het heffen van de benen (en weer teruggaan) niet wordt gefixeerd, beweegt het heen en weer over het kantelpunt.
De beenbewegingen moeten altijd worden uitgevoerd met een gestabiliseerd bekken. Ze dienen in verhouding te staan tot ieders individuele mogelijkheden tot stabilisatie.

 De tussenwervelschijven worden beurtelings aan de voorzijde en aan de achterzijde gecomprimeerd. Ze worden door deze oefening overbelast.

 De optelsom van beweging en compressie tijdens deze oefening van het heffen van de benen is belastend voor de tussenwervelschijven.

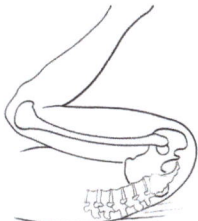

Figuur 4.59 Lumbale wervelkolom in flexiestand.

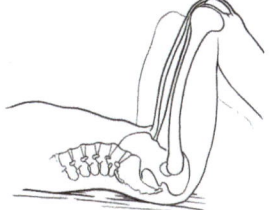

Figuur 4.60 De contractie van de buikspieren maakt de romp 'korter' en veroorzaakt compressie van wervels en disci.

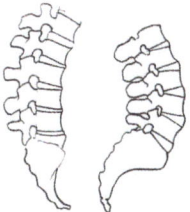

Figuur 4.61 De tussenwervelschijven worden beurtelings aan de voor- en achterzijde gecomprimeerd.

---

3 De voornaamste spieren zijn de m. iliopsoas, de m. sartorius, de m. rectus femoris en de m. tensor fasciae latae.

Beschermen van de lumbale wervelkolom bij het heffen van de benen

VOORZORGSMAATREGELEN

Het bekken moet beslist gestabiliseerd worden. Tijdens de heupbuiging mag het bekken niet achteroverkantelen. Om dat te voorkomen moeten de rugspieren aangespannen worden (zie par. 2.5). Als de benen weer naar de grond worden gebracht, mag het bekken niet vooroverkantelen. Om dat te voorkomen moeten de buikspieren (met name de m. rectus abdominis) aangespannen worden.
Zijn bij iemand de buikspieren niet sterk genoeg, dan kan het bekken niet gestabiliseerd worden. Vaak vindt men het moeilijk om te voelen dat het bekken in beweging komt.

CONTROLEREN VAN DE BEKKENKANTELING

Plaats een hand onder het lendengebied, met de handpalm naar beneden, op de grond. Hierdoor kan de rug niet rond worden gemaakt.

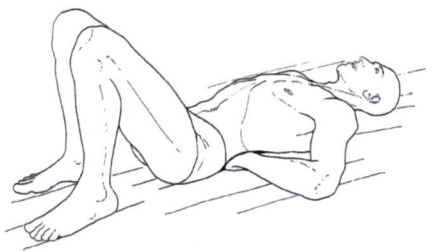

Figuur 4.62 Plaats een hand onder het lendengebied, met de handpalm naar beneden.

Voer de beweging met slechts één been uit; het been mag in de knie gestrekt of gebogen zijn.

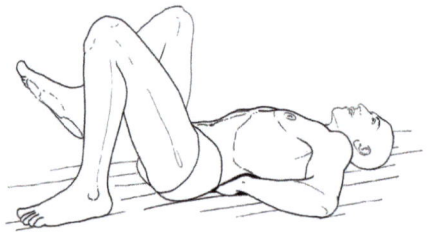

Figuur 4.63 De beweging wordt met één been uitgevoerd.

Het ene been wordt gebogen en met de voet plat op de grond geplaatst. De druk van de voet op de grond voorkomt dat de rug hol wordt. Met het andere been wordt de oefening uitgevoerd, waarbij de zwaarte van de oefening kan worden gevarieerd.

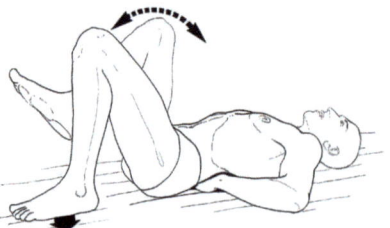

Figuur 4.64 Het ene been wordt gebogen en met de voet plat op grond geplaatst. Met het andere wordt de oefening uitgevoerd.

 Geleidelijk kun je proberen tijdens de oefening:
– minder met de voet op de grond te drukken; hierdoor gaan de buikspieren deze taak overnemen;
– geen contact te maken tussen de lenden en de handen; hierdoor gaan de rugspieren deze taak overnemen.

4.5 Push-ups

4.5.1 Beschrijving

Bij het maken van push-ups hebben alleen de handpalmen en de tenen contact met de grond (fig. 4.65). Geen ander lichaamsdeel mag contact maken met de grond.
Probeer de rug niet hol of bol te maken of de heupen te buigen waardoor de billen omhoogkomen (fig. 4.66).

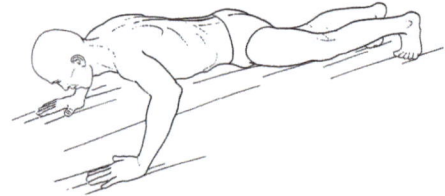

Figuur 4.65 Alleen de handpalmen en de tenen hebben contact met de grond.

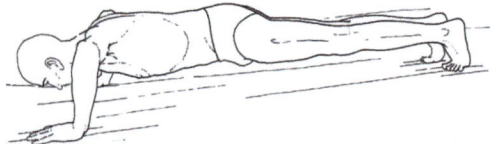

Figuur 4.66 Het lichaam vormt een rechte lijn van het hoofd tot aan de enkels.

Bij de oefening worden de armen gebogen en gestrekt, terwijl de rest van het lichaam een rechte lijn vormt die loopt van het hoofd tot aan de enkels (fig. 4.67).

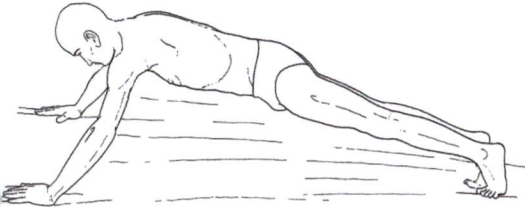

Figuur 4.67 *De armen worden afwisselend gebogen en gestrekt.*

4.5.2 Waarom worden de buikspieren sterker van push-ups?

Om te beginnen ga je in ligsteun: alleen handen en tenen maken contact met de grond, de romp en de benen hebben geen contact (fig. 4.68).
De wervelkolom heeft nu de neiging om een extensie (strekking) te maken en het bekken neigt voorover te kantelen. De buikspieren moeten contraheren om deze twee bewegingen te voorkomen: ze houden de rug recht en het bekken in de uitgangspositie. Er is sprake van isometrische (statische) contractie van de buikspieren.
De heupen, de knieën en de enkels hebben op hun beurt de neiging te buigen en dorsaalflexie (enkels: de voetrug beweegt richting scheenbeen) te maken. De spieren rond deze gewrichten die de tegengestelde beweging veroorzaken moeten daarom gelijktijdig rond deze gewrichten contraheren.
De buik, die naar de grond gericht is, heeft de neiging uit te puilen. Er is daarom (viscerale) activiteit nodig van de buikspieren om de buik ingetrokken te houden.
In de ellebogen worden buigingen en strekkingen gemaakt die activiteit van de strekkers van de elleboog vereisen (bij het omhooggaan om een strekking te maken en bij het naar beneden gaan om de buiging te vertragen).

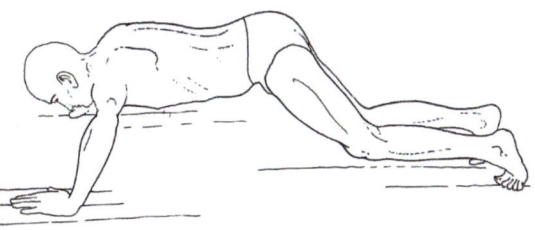

Figuur 4.68 *Ligsteun.*

> **H** Bij de push-up werken de buikspieren isometrisch, dat wil zeggen zonder dat de romp daarbij wordt bewogen. Als het lukt het bekken stabiel te houden is deze oefening, anders dan de crunch, een pittige oefening maar zonder risico voor het skelet. Bij langdurige steun op de polsen kunnen deze echter overbelast worden. De activiteit van de buikspieren is niet gevarieerd en draagt niet bij aan een goede circulatie van de buikspieren.

4.5.3 Risico's bij het maken van push-ups

VOOR HET PERINEUM

In principe zijn er geen risico's voor het perineum als je push-ups maakt.
Het is echter een zware oefening voor de romp, waardoor je de neiging kunt hebben de stemspleet te sluiten om de borstkas ruim te houden (fig. 4.69).

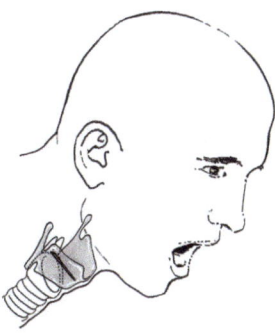

Figuur 4.69 *Bij deze zware oefening voor de romp kan de neiging bestaan om de stemspleet te sluiten.*

Als het sluiten van de stemspleet gepaard gaat met persen, wordt er een sterke druk op het perineum uitgeoefend (zie par. 2.10).
Dit persen kan op twee manieren plaatsvinden:
– direct, door contractie van het middenrif;
– indirect, door contractie van de buikspieren waardoor druk naar boven wordt uitgeoefend in de richting van de gesloten stemspleet. Doordat de stemspleet gesloten is, 'kaatst' deze druk terug in de richting van het perineum.

> **H** Het is belangrijk tijdens push-ups te blijven doorademen (fig. 4.70). Denk erom vooral niet te persen met een gesloten stemspleet.

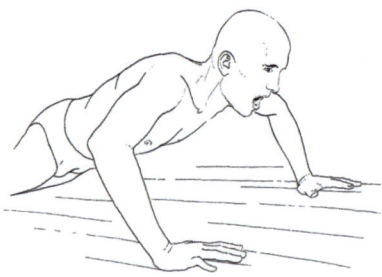

Figuur 4.70 Het is belangrijk tijdens push-ups te blijven doorademen.

> **H** Het is belangrijk tijdens push-ups te blijven doorademen en vooral niet te persen met een gesloten stemspleet.

VOOR DE LUMBALE WERVELKOLOM

Risico's voor de lumbale wervelkolom van push-ups zijn een holle rug en compressie van de tussenwervelschijven.

Wanneer de buikspieren niet sterk genoeg zijn, wordt de romp tijdens de oefening niet gestabiliseerd. De lumbale wervelkolom wordt dan hol (lordose) (fig. 4.71).

Hol trekken van de lumbale wervelkolom gaat vaak samen met het naar de grond zakken van de buik (fig. 4.72).

Op zich is een lordose niet schadelijk, maar hij gaat hier samen met een sterke compressie van de tussenwervelschijven (fig. 4.73). Die is het gevolg van de spanning van de spieren die de romp proberen te stabiliseren.

> **H** De optelsom van lordose en compressie kan een overbelasting betekenen voor de lumbale tussenwervelschijven.

Beschermen van de lumbale wervelkolom bij het maken van push-ups

VOORZORGSMAATREGELEN

Lukt het niet de romp en de benen in één lijn te houden zonder een holle rug te maken, dan kun je beter de heupen een beetje buigen. De billen komen daardoor in een wat hogere positie.

Dat is niet een houding om na te streven, maar voor beginners kan het een goede aanpassing zijn. De buikspieractiviteit zal dan vooral gericht zijn op het inhouden van de buik en minder op het fixeren van het bekken.

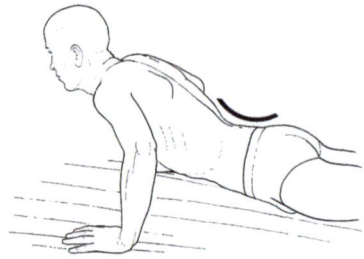

Figuur 4.71 Lordose.

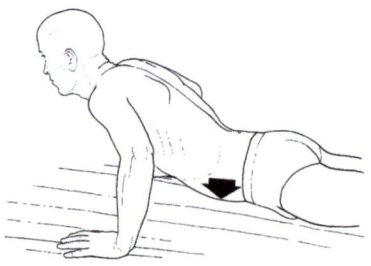

Figuur 4.72 De buik zakt in de richting van de grond.

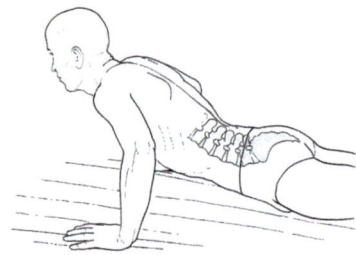

Figuur 4.73 Compressie van de tussenwervelschijven.

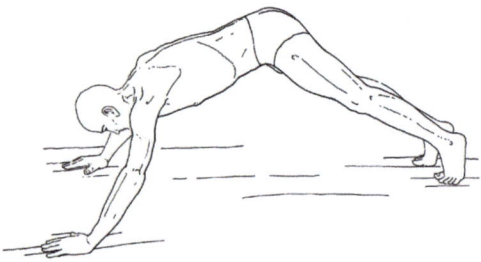

Figuur 4.74 Doordat de heupen een beetje worden gebogen, komen de billen in een wat hogere positie.

4.6 Torsie van de romp vanuit rugligging

4.6.1 Beschrijving

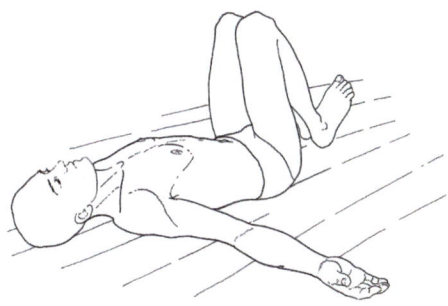

Figuur 4.75 *Torsie van de romp vanuit rugligging, uitvoering.*

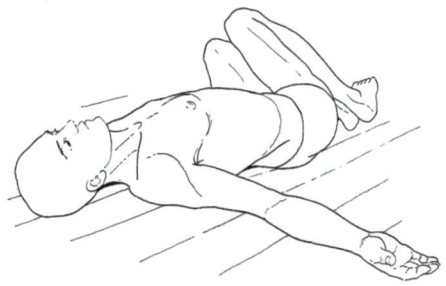

Figuur 4.76 *Laat de benen naar één zijde vallen.*

Ga op de rug liggen met de armen zijwaarts. Buig de benen in de heupen en in de knieën (fig. 4.75). Kantel de benen dan naar één zijde. De romp roteert daarbij in de wervelkolom (fig. 4.76).

Variatie

De oefening kan zowel met gebogen als gestrekte benen worden uitgevoerd (fig. 4.77). Je kunt de benen ver of weinig naar de grond laten zakken of zelfs de grond laten raken.

4.6.2 Waarom worden de buikspieren sterker van torsies van de romp?

Wanneer beide benen zijwaarts in de richting van de grond bewegen, wordt het bekken in dezelfde richting meegenomen (fig. 4.78). Deze beweging wordt veroorzaakt door de zwaartekracht (het gewicht van de benen).
Om de beweging rustig te laten verlopen, is het belangrijk het laten zakken van de benen en vooral de romprotatie geleidelijk te laten verlopen, door de spieren aan te spannen die de tegengestelde beweging uitvoeren.

 Bij de torsie van de romp bewegen de buikspieren niet het bekken maar de romp (fig. 4.79). De benen vormen, door de heupspieren, een geheel met het bekken.

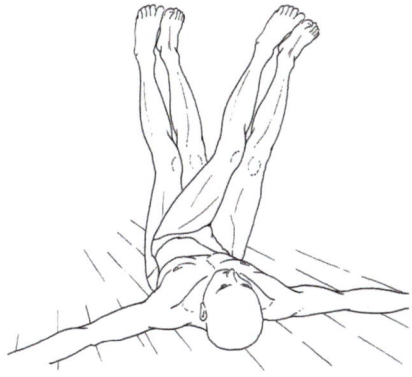

Figuur 4.77 *De oefening kan ook met gestrekte benen worden uitgevoerd.*

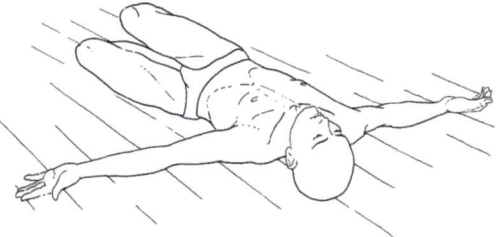

Figuur 4.78

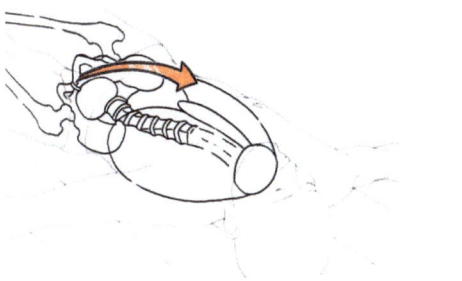

Figuur 4.79 *De buikspieren bewegen tijdens de torsie niet het bekken maar de romp.*

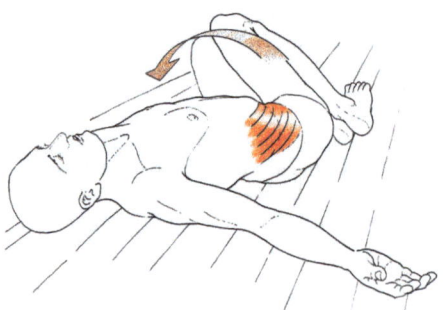

Figuur 4.80

4.6.3 Waarom wordt bij torsie van de romp de contractiewijze van de schuine buikspieren afgewisseld?

De buikspieren zijn zowel tijdens het omhoog- als tijdens het omlaaggaan van de benen actief (fig. 4.80).
Bij het omlaaggaan zijn ze actief om het de beweging van de benen en het bekken te remmen. Dat wordt een excentrische contractie genoemd. Daarbij contraheert de spier maar gaan tegelijkertijd de aanhechtingspunten van de spier uit elkaar.
Wanneer echter de benen omhoog worden gebracht, zijn dezelfde spieren actief om de romprotatie in de tegengestelde richting te maken. Dit wordt een concentrische contractie genoemd. Hierbij komen de aanhechtingspunten, tijdens de contractie, dichter bij elkaar.

 De schuine buikspieren hebben hier bij het omhoog bewegen een andere werking dan bij het naar beneden bewegen. Vanwege de afwisseling van de lengte van de spiervezels is dit een interessant gegeven (zie par. 3.3.1). Het is gunstig voor de circulatie in deze spieren.

4.6.4 Risico's van torsie van de romp voor de tussenwervelschijven

De tussenwervelschijven worden bij deze beweging zelf ook sterk getordeerd (fig. 4.81). De buikspieren contraheren krachtig om zowel de romp te stabiliseren als de romp en de benen als geheel te roteren[4] of de rotatie juist te remmen.[5] Daarbij worden de romp en de tussenwervelschijven samengedrukt.

---
4 Bij het omhoogbrengen van de benen.
5 Bij het laten zakken van de benen.

 De optelsom van sterke torsie en compressie kan de tussenwervelschijven overbelasten; vooral als ze al beschadigd of kwetsbaar zijn.

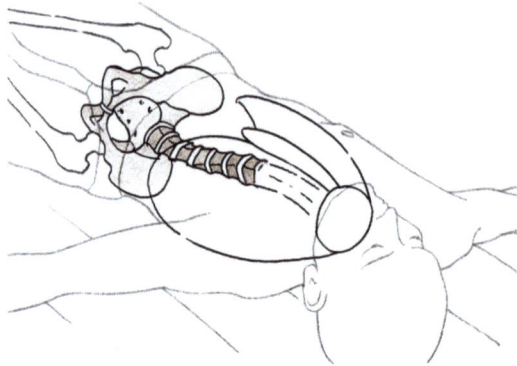

Figuur 4.81 *Torderen van de tussenwervelschijven.*

Beschermen van de tussenwervelschijven tijdens torsie van de romp

Het is mogelijk de oefening lichter te maken:
- door de beweging met gebogen benen uit te voeren; de voeten worden daarbij enigszins naar het bekken gebracht (fig. 4.82). Dit verkleint de momentsarm van de benen (zie par. 4.4.3);
- door de benen minder ver te laten zakken en niet helemaal tot op de grond te bewegen.

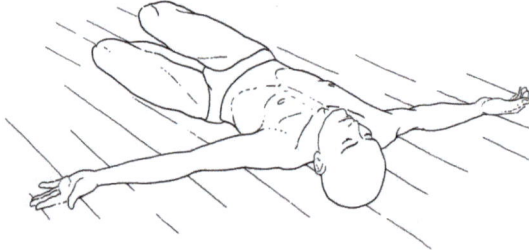

Figuur 4.82 *De torsie wordt met gebogen benen uitgevoerd.*

Ook kan de beweging van de benen in het midden kort worden onderbroken om de spieren wat rust te geven (fig. 4.83).

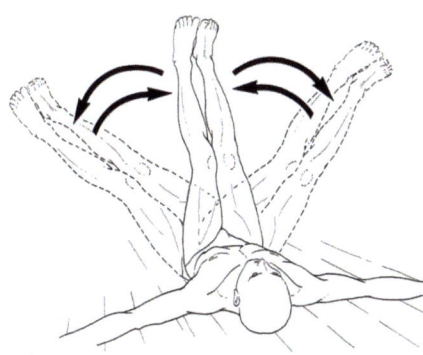

Figuur 4.83 *Onderbreken van de beweging als de benen in het midden zijn.*

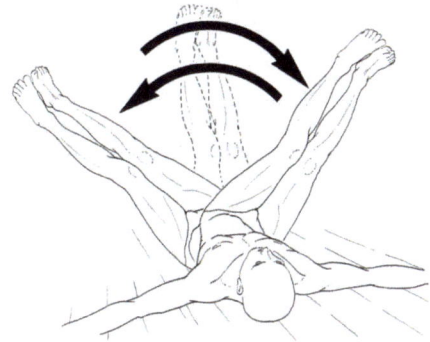

Figuur 4.84 *Onderbreken van de oefening op het moment dat de voeten het laagste punt bereikt hebben.*

> **!** Dikwijls bestaat de neiging het omgekeerde te doen en juist de beweging te onderbreken als de voeten het laagste punt bereikt hebben (fig. 4.84). Dan is echter de bewegingsuitslag in de oefening – en de torsie/compressie – maximaal.

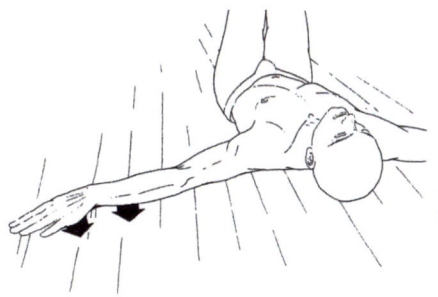

Figuur 4.85

Ten slotte kun je de handen plat op de grond leggen, met de handpalmen naar beneden, om met druk van de handen de beweging van de romp aan te sturen. In dat geval worden behalve de buikspieren ook de rugspieren actief, die gedurende de beweging een rol spelen bij het stabiliseren van de wervelkolom – en daarmee van de tussenwervelschijven.

4.7 Intrekken van de buik op een geforceerde uitademing

4.7.1 Beschrijving

De oefening bestaat uit het intrekken van de buik op een geforceerde uitademing met het doel de dwarse buikspier te activeren.

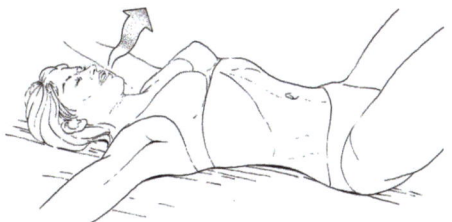

Figuur 4.86 *Activeren van de m. transversus abdominis door tijdens een diepe uitademing de buik in te trekken.*

Vaak worden buikspieroefeningen gedaan waarbij de buik op een diepe uitademing wordt ingetrokken (fig. 4.86). Soms is de uitademing met geopende mond of zelfs een volledig geopende stemspleet het voornaamste aspect van deze oefening.
De uitademing met geopende mond vergt activiteit van de m. transversus abdominis (dwarse buikspier). Waarom is dat zo? Omdat we met een geopende mond de lucht met hoge snelheid uitblazen. We bereiken daarmee snel de situatie dat we niet meer verder kunnen uitademen (respiratoir reservevolume) (fig. 4.87).[6] Om op die manier te kunnen uitademen is de m. transversus abdominis het meest effectief.

> Om van de buikspieren juist de m. transversus abdominis te activeren, wordt tijdens de buikspieroefening vaak gevraagd diep uit te ademen en daarbij de buik in te trekken.

---

6 Zie het boek *Respiration-anatomie, geste respiratoire* van deze auteur, p. 28.

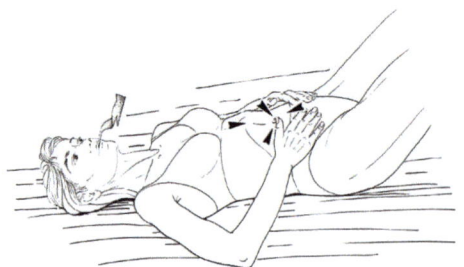

Figuur 4.87 *We bereiken daarmee snel de situatie dat we niet meer verder kunnen uitademen.*

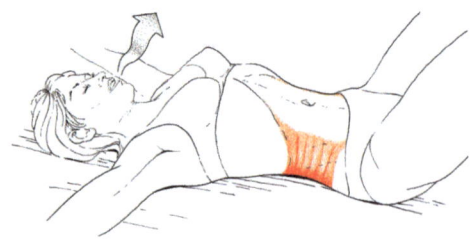

Figuur 4.88 *De geïsoleerde contractie van de dwarse buikspier verkleint de diameter van de buikholte.*

4.7.2 Voor- en nadelen van de activiteit van de dwarse buikspier

Voordelen

De dwarse buikspier maakt de taille slanker, maar dat heeft niet alleen voordelen.
De geïsoleerde contractie van de m. transversus abdominis (dwarse buikspier) verkleint de diameter van de buikholte (fig. 4.88). Deze activiteit is het sterkst in het gebied tussen de ribben en het bekken. Hier heeft deze spier de meeste spiervezels en zijn ze ook het langst. Je hebt het gevoel dat je je buik intrekt door je taille in te snoeren, zoals met een ceintuur.

De spieractiviteit doet de buikorganen niet als geheel dalen of stijgen. De buikorganen verplaatsen zich boven de insnoering naar omhoog en onder de insnoering naar beneden. Een gedeelte van de buikorganen wordt dus in de richting van het perineum gedrukt (zie verderop onder 'Voor het perineum'). De geïsoleerde contractie van de dwarse buikspier trekt de linea alba (witte lijn, zie par. 2.13) uit elkaar.

Nadelen

VOOR HET PERINEUM

Het geïsoleerd aanspannen van de m. transversus abdominis in de taille of het gebied erboven heeft negatieve gevolgen (fig. 4.89 en 4.90).
Vooral als gevraagd wordt diep uit te ademen en de buik in te trekken in de vorm van een 'zandloper'. De taille wordt daarbij slanker zoals een tube tandpasta die in het midden wordt dichtgeknepen: de buikorganen worden naar het gebied boven en onder de taille gedrukt.

Buikorganen die naar boven worden gedrukt vormen geen probleem voor het perineum. Naar beneden daarentegen wel; de buikorganen oefenen dan druk uit op het perineum. Deze druk is niet altijd gewenst (afhankelijk van de conditie van het perineum).

Buikspieroefeningen veroorzaken al druk op het perineum (bijvoorbeeld bij het omhoogbrengen van de romp bij de crunch); het versterkte uitademen verhoogt die druk nog meer.[7]

> **H** Uit gewoonte wordt een buikspieroefening vaak gecombineerd met een uitademing (omdat dat gemakkelijk samengaat). Het is voor het perineum echter beter om de oefening uit te voeren op een inademing, waarbij de ribben zijwaarts worden bewogen (flankinademing). Een effect daarvan is dat de drukverhoging als gevolg van contractie van de dwarse buikspier vermeden wordt.

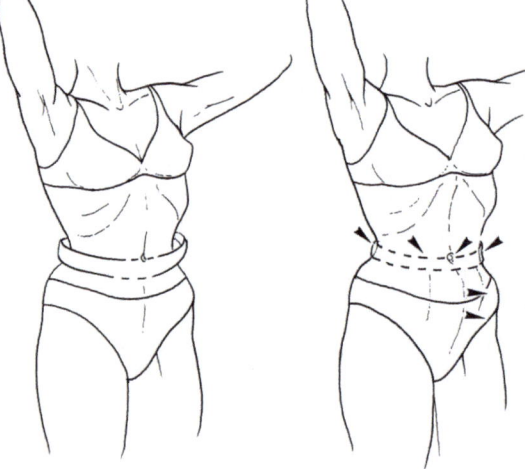

Figuur 4.89 *Geïsoleerd aanspannen van de m. transversus abdominis.*   Figuur 4.90

---

7 Zie par. 4.3.5.

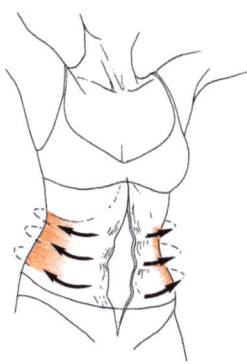

Figuur 4.91 *Tijdens een contractie van de dwarse buikspier heeft de linea alba de neiging zijwaarts uit elkaar te gaan.*

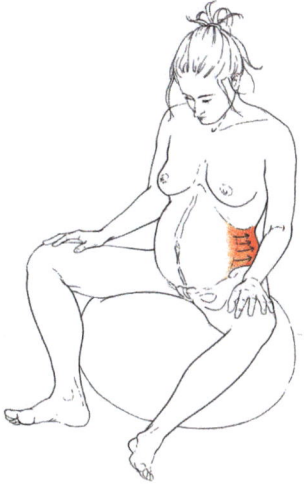

Figuur 4.92 *Tijdens de zwangerschap komt de linea alba onder sterke spanning te staan.*

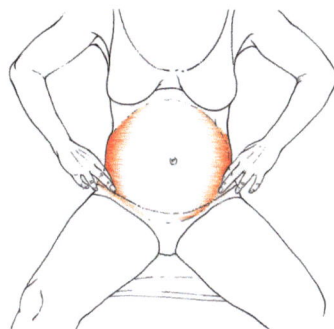

Figuur 4.93 *Het activeren van de m. transversus abdominis moet vermeden worden bij zwangere vrouwen en kort na de bevalling.*

8 Zie het boek *Le perinée féminin* van deze auteur.

VOOR DE LINEA ALBA (WITTE LIJN)

Het gedeelte van de dwarse buikspier dat contraheert ligt niet aan de voorzijde van de buik maar aan de zijkanten. Tijdens de contractie wordt daarom alleen de zijkant van de romp ingesnoerd. Er liggen wel veel vezels aan de voorzijde maar deze zijn niet contractiel: ze kunnen zelf niet verkorten. Dit vezelblad of aponeurose dat aan de voorzijde is gelegen wordt op spanning gebracht tijdens de contractie van de dwarse buikspier.
Er zijn twee dwarse buikspieren; een aan de rechterzijde en een aan de linkerzijde. Tijdens de contractie worden ze alle twee zijwaarts getrokken; de een naar links en de ander naar rechts. Tijdens een contractie van de dwarse buikspier heeft de linea alba (witte lijn) daarom de neiging om zijwaarts uit elkaar te gaan. Normaal gesproken kan de linea alba deze trekkrachten weerstaan door de aanwezigheid van elkaar overkruisende bindweefselvezels in dit gebied (fig. 4.91).

Tijdens de zwangerschap komt de linea onder sterke spanning te staan, in het bijzonder gedurende de laatste maanden (fig. 4.92). Dat is vooral het geval als er sprake is van een aantal zwangerschappen achter elkaar of in geval van een tweelingzwangerschap. Na de bevalling keren de uitgerekte vezels van de linea alba geleidelijk weer terug in de oorspronkelijke positie maar ze kunnen geen grote trekkrachten meer weerstaan.

> **H** Het activeren van met name de m. transversus abdominis moet vermeden worden bij zwangere vrouwen en kort na de bevalling. Dat geldt ook voor personen met een hernia van de linea alba of van de navel (navelbreuk). Zij moeten tijdens de oefeningen vermijden om op een uitademing de buik in te trekken. Beter is dan om te oefenen op een (flank)inademing.

VOOR DE COÖRDINATIE VAN DE BUIKSPIEREN

Activiteit van de dwarse buikspier kan de coördinatie van de buikspieren negatief beïnvloeden:
– Contractie van beneden naar boven zonder het onderste deel van de buik te ontspannen. Wanneer het perineum en de buikspieren van beneden naar boven gecoördineerd worden geoefend,[8] is het tamelijk eenvoudig om bij de aanvang het perineum gespannen te houden terwijl het onderste deel van de buikspieren wordt aangespannen (fig. 4.94). Naarmate meer hogere delen van de buikspieren contraheren, heeft het perineum dikwijls de neiging om te ontspannen.

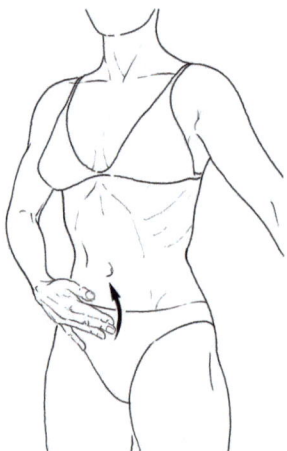

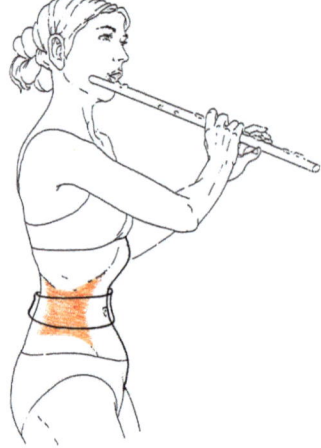

Figuur 4.94 Contractie van beneden naar boven zonder het onderste deel van de buik te ontspannen.

Figuur 4.95 Soms verstoort de dwarse buikspier de gecoördineerde beweging naar boven.

– De dwarse buikspier kan de gecoördineerde beweging naar boven verstoren. Wanneer de geleidelijk stijgende contractie van de buikspieren ter hoogte van de taille komt, is de contractie van de horizontale vezels van de dwarse buikspieren het sterkst. We hebben eerder gezien (par. 1.3.2, 3.1.4 en 4.7.2) dat ze de neiging hebben de taille in te snoeren en de romp als het ware in tweeën te delen. De buikorganen worden dan naar boven maar ook naar beneden gedrukt. Dit geeft een verhoging van de druk op het perineum, waardoor een ontspanning van de bekkenbodem geprovoceerd kan worden.

 Als er sprake is van deze coördinatiestoornis, ontwikkelt zich een omgekeerde bekkenbodemreactie: de coördinatie van een stijgende beweging van bekkenbodem en buikspieren verandert in een combinatie van buikspiercontractie en bekkenbodemontspanning.

5 Veilige en effectieve buikspieroefeningen

Achtereenvolgens worden in dit hoofdstuk beschreven:
1 zes principes van de methode Veilige Buikspieroefeningen;[1]
2 zeven voorbereidingen volgens de methode Veilige Buikspieroefeningen;
3 zestien oefeningen volgens de methode Veilige Buikspieroefeningen.

5.1 Zes principes van de methode Veilige Buikspieroefeningen

5.1.1 Inleiding

In dit hoofdstuk wordt de praktische uitvoering van een serie oefeningen besproken, die deel uitmaken van de methode Veilige Buikspieroefeningen. Bij deze oefeningen wordt rekening gehouden met de aspecten die in de voorgaande hoofdstukken besproken zijn, in het bijzonder in hoofdstuk 3.

Deze oefeningen moeten niet gezien worden als therapie maar als een vorm van lichaamsbewustwording en training. Er wordt geen rekening gehouden met een eventuele pathologie. De oefeningen kunnen echter wel deel uitmaken van een therapeutisch programma indien ze door een fysiotherapeut of oefentherapeut aan de betreffende pathologie worden aangepast.

Uitgangspunt is dat de lezer, medisch gezien, in staat is gymnastiekoefeningen uit te voeren. De oefeningen zijn niet altijd voor iedereen geschikt. Selectie van de oefeningen, het vaststellen van de contra-indicatie, de uitvoeringswijze en de voorzorgsmaatregelen zijn van belang voor personen die lijden aan een aandoening van de wervelkolom, een vorm van reuma, orgaan- of cardiovasculaire problematiek, neurologische of psychiatrische problematiek of een vorm van kanker. In al deze gevallen is het verstandig advies te vragen aan de behandelend arts.

Het gaat in dit boek niet alleen om buikspieroefeningen maar ook om oefeningen waarbij de coördinatie van de ademhaling anders is dan gebruikelijk. Deze coördinatie (in het bijzonder de flankademhaling) staat dan in het teken van het oefenen van de buikspieren. De lezer moet daaruit niet de conclusie trekken dat hij altijd op deze wijze zou moeten ademen. Het is juist aan te bevelen om bij de oefeningen, net zoals in het dagelijks leven, de wijze van ademhalen te variëren.[2]

Degene die niet gewend is oefeningen te doen, die geen fysiotherapeut of oefentherapeut is, doet er verstandig aan advies te vragen over de uitvoeringswijze van de oefeningen van de methode Veilige Buikspieroefeningen.

5.1.2 De ribben 'geopend' houden tijdens de ademhaling

Er zijn tal van manieren om adem te halen; dat geldt zowel voor de inademing als voor de uitademing.[2]

Tijdens het doen van buikspieroefeningen hebben de buikspieren de neiging de ribben naar beneden te trekken.
Het gevolg is dat we eerder een adembeweging zullen uitvoeren waarbij de ribben naar beneden getrokken worden dan dat we een buikspieroefening uitvoeren tijdens een inademing of een uitademing.
Tijdens een inademing hebben we de neiging een *middenrifademhaling* (buikademhaling) te doen. Doordat het middenrif daalt wordt de buik naar voren geperst.
Tijdens een uitademing hebben we de neiging een *flankademhaling* uit te voeren.

---

[1] Noot van de vertaler: Abdos sans risque® is een oefenmethode die in Frankrijk geregistreerd is. Deze methode zal verder aangeduid worden als Veilige Buikspieroefeningen. Website: www.calais-germain.com.

[2] Zie ook het boek *Respiration-anatomie, geste respiratoire* van deze auteur.

Deze manieren van in- en uitademen hebben als gevolg dat de buik uitpuilt en dat het perineum onder druk wordt gezet. Het is belangrijk te proberen dit te vermijden.
Daarom wordt bij veel van de volgende oefeningen het advies gegeven om de ribben tijdens de inademing zijwaarts te bewegen (te openen) op het moment dat de buikspieren de borstkas naar beneden trekken (sluiten): op dat moment zijn de buikspieren actief in hun 'skeletfunctie'.
Dit openen van de ribben is eenvoudig tijdens een inademing. Moeilijker is het bij de uitademing; dat is voorbehouden aan degenen die wat beter getraind zijn.
Bij de oefeningen zal tijdens de uitademing gevraagd worden om de ribben te 'openen' op het moment dat de buikspieren actief zijn in hun 'viscerale functie'. De ribben worden dan in zijwaartse positie gehouden terwijl de buik wordt ingetrokken.

Tijdens het doen van buikspieroefeningen hebben de buikspieren de neiging de ribben naar beneden te trekken. Het is nuttig om je, alvorens met de buikspieroefening te beginnen, in te stellen op die neiging tot dalen van de ribben en te oefenen om dat te voorkomen.
Zie de oefeningen in par. 5.2.1 en 5.2.2.
Bij de meest intensieve buikspieroefeningen verdient het de voorkeur te kiezen voor flankademhaling. Dat geldt zowel voor de inademing (gemakkelijker) als voor de uitademing (moeilijker).

5.1.3 Coördinatie van de buikspieren en het perineum

De buikspieren hebben invloed op het perineum. Zwakke buikspieren kunnen het perineum schade berokkenen. Omgekeerd kan een goede coördinatie van buikspieren en perineum gunstig zijn voor de laatstgenoemde structuur.

Manieren om te voorkomen dat het perineum tijdens buikspieroefeningen overbelast wordt

- Laat iedere buikspieroefening voorafgaan door het bewust op spanning brengen van het perineum.
- Trek het perineum samen, iedere keer dat de buikorganen in de richting van het bekken worden geperst. Dat is meestal het geval als de buikspieren tijdens de beweging in hun 'skeletfunctie' actief zijn.
- Verminder de druk op het perineum door de ribben zijwaarts te brengen zodra de buikorganen in de richting van het bekken worden geperst.

Het perineum moet bij alle buikspieroefeningen beslist worden ontzien.
Zie de oefeningen in par. 5.2.3.

5.1.4 Coördinatie van de dwarse en de rechte buikspier

Zoals eerder vermeld, vindt contractie van de m. transversus abdominis (dwarse buikspier) vooral plaats in het gebied van de taille. De buik wordt als het ware in tweeën gedeeld (wespentaille). Om de buik als geheel in te trekken is samenwerking met de andere buikspieren noodzakelijk, bijvoorbeeld de m. rectus abdominis (rechte buikspier).

Als je niet wilt dat de buikorganen naar beneden worden geperst, begin dan met een contractie van de m. rectus abdominis ter hoogte van de onderbuik. In de oefeningen verderop in dit hoofdstuk wordt telkens aangegeven wanneer de buikspieren actief zijn in hun 'viscerale functie'.

Manieren waarop de buikspieren het perineum belasten:
- Doordat de buikspieren de ribben naar beneden trekken, wordt de buikinhoud in de richting van het bekken geduwd. Hierdoor wordt de druk op de onderzijde van de buikwand verhoogd.
- Doordat de buikspieren de wervelkolom buigen, duwen ze de buikinhoud in de richting van het bekken. Ook dit geeft een drukverhoging, zij het dat die wat minder sterk is.
- Als de buikspieren samentrekken in hun 'viscerale functie' en de buikinhoud naar beneden duwen, zijn ze direct verantwoordelijk voor een drukverhoging op het perineum. Soms is deze drukverhoging gewenst, zoals bij de urinelozing, ontlasting en bevalling, maar daarbuiten is drukverhoging vaak niet wenselijk.

Het is belangrijk dat de rechte buikspier gecoördineerd samenwerkt met de dwarse buikspier, omdat de onderste vezels van de rechte buikspier de enige zijn die de buikorganen aan de voorzijde ten opzichte van het perineum omhoog bewegen. Ook is de rechte buikspier de enige buikspier die de linea alba (witte lijn) niet zijwaarts uit elkaar trekt (zie par. 2.13).
Zie de oefeningen in par. 5.2.4.

5.1.5 Coördinatie van de dwarse buikspier en de schuine buikspieren

Contractie van de m. transversus abdominis (dwarse buikspier) vindt met name plaats in het gebied van de taille. De buik wordt als het ware in tweeën gedeeld (wespentaille). Om de buik als geheel in te trekken, is samenwerking nodig met de andere buikspieren. We kijken nu naar de mm. obliqui abdominis (beide schuine buikspieren).

Wil je de m. transversus abdominis laten contraheren zonder dat daarbij de buikorganen naar de onderbuik worden geperst, dan moeten die organen een stevige ondersteuning krijgen in de vorm van contractie van de onderste vezels van de schuine buikspieren. In de hierna volgende oefeningen wordt telkens aangegeven wanneer de buikspieren actief zijn in hun 'viscerale functie'.

 Het is van belang dat de schuine buikspieren gecoördineerd samenwerken met de dwarse buikspier, omdat de onderste spiervezels ervan de buikorganen ten opzichte van het perineum omhoog kunnen bewegen. Ze ondersteunen daarbij de activiteit van de rechte buikspier waar ze iets lateraal (opzij) van liggen.
Zie de oefeningen in par. 5.2.5.

5.1.6 Mobiliseren van de heup voordat de buikspieren en de bilspieren geoefend worden

Sommige van de oefeningen verderop in dit hoofdstuk vragen een gelijktijdige activiteit van de buikspieren en de bilspieren omdat beide achterovekanteling (retroversie) van het bekken geven. Bij deze oefeningen wordt de achteroverkanteling met veel kracht uitgevoerd.

Het heupgewricht is in deze richting dikwijls enigszins beperkt; het staat dan in een (geringe) flexiestand doordat ligamenten (banden) en spieren aan de voorzijde verkort zijn. Dat is vaak het gevolg van het veelvuldig innemen van een zittende positie. Als in dit geval de bilspieren worden versterkt, wordt het heupgewricht in elkaar gedrukt; het gewrichtskraakbeen kan dan overbelast raken.

In staande positie zal het bekken in dit geval een voorovergekantelde stand innemen. Ook hier is het van belang de beperking aan de voorzijde van het heupgewricht op te heffen alvorens versterkende oefeningen voor buik- en bilspieren – de spieren die achteroverkanteling geven – te doen.

 Zie de oefeningen in par. 5.2.6.

5.1.7 Buikspieren en rugspieren in combinatie oefenen

De buikspieren veroorzaken retroversie (achteroverkanteling) van het bekken en platten de lordose van de lumbale wervelkolom af. Bij deze beweging wordt de rug 'lang gemaakt'; dit is echter niet de normale stand van de lumbale wervelkolom. Er is dan sprake van een fysiologische (niet afwijkende) lordose.

Handhaaf daarom een lichte holling in je rug als je de buikspieren gebruikt om je uit te strekken. Dit vindt plaats door contractie van de oppervlakkige en diepe rugspieren (zie par. 2.5).
Het effect van die twee spiergroepen is tegengesteld aan dat van de buikspieren en op die manier wordt in de rug een evenwicht bewerkstelligd: niet te bol en niet te hol.

Het is bij buikspieroefeningen belangrijk dat het bekken en de rug in balans zijn. Dat gebeurt niet alleen door activiteit van de buikspieren maar ook van andere spieren, in het bijzonder de spieren die aan de achterzijde van het bekken en de wervelkolom liggen.
Zie de oefeningen in par. 5.2.7.

5.2 Zeven voorbereidingen volgens de methode Veilige Buikspieroefeningen

5.2.1 Mobiliseren van de ribben

Oefening 1

Ga op je rug liggen, met je knieën en heupen gebogen. Je armen liggen langs je lichaam.
Laat je armen over de grond glijden en een deel van een cirkel beschrijven aan beide zijden van het lichaam.
Voel dat deze beweging de ribben uit elkaar brengt; accentueer deze beweging.

Kom weer terug in de beginhouding en herhaal de beweging een aantal keren, langzaam.

Voel nu:
- dat bij het omhooggaan van de armen je ribben uit elkaar gaan en je borstbeen omhoogkomt;
- dat ribben en borstbeen weer in hun oorspronkelijke positie terugkeren als je je armen weer naar beneden beweegt tot ze langs je lichaam liggen.

Oefening 2

Maak dezelfde beweging, maar nu met één arm. Wanneer de arm ter hoogte van je hoofd komt, laat dan je borstkas in dezelfde richting meebewegen. Leg de arm weer langs je lichaam en voer de beweging uit met de andere arm.

Aan de kant waar de arm geheven wordt gaan de ribben verder uit elkaar.

5.2.2 De spieren die de ribben uit elkaar brengen activeren

Oefening 1a

Ga op je rug liggen en adem diep in. Beweeg daarbij je ribben zijwaarts naar links en naar rechts, alsof je je borstkas heel breed wilt maken.
Adem uit en laat je ribben in de oorspronkelijke positie terugkeren.
Adem daarna een paar keer normaal.
Herhaal de oefening.

Oefening 1b

Begin op dezelfde manier als bij oefening 1a, maar adem niet direct uit; houd de adem even vast. Probeer dan nog wat meer in te ademen en houd de ingeademde lucht een paar seconden vast; blaas vervolgens uit. Adem daarna een paar keer normaal.
Herhaal de oefening een aantal keren.

Met deze oefeningen train je de inademingsspieren, met name de m. serratus anterior.

Oefening 1c

Doe oefening 1b in staande positie.
De ribben hebben nu meer neiging te dalen. De inademingsspieren moeten harder werken om de ribben uit elkaar te bewegen en ze in die positie te handhaven.

Oefening 2a

Ga op je rug liggen en adem diep in. Daarbij wordt het borstbeen omhoogbewogen, net alsof je je borstkas heel diep wilt maken.

Probeer tijdens deze beweging het gedeelte van de rug tussen de schouderbladen niet hol te maken.

Adem uit door de ribben in de oorspronkelijke positie terug laten keren.
Adem daarna een paar keer normaal.

Oefening 2b

Begin op dezelfde manier als bij oefening 2a, maar adem niet direct uit; houd de adem even vast. Probeer dan nog wat meer in te ademen, houd de stand met het geheven borstbeen een paar seconden vast en blaas vervolgens uit.
Adem daarna een paar keer normaal.
Herhaal de oefening een aantal keren.

Met deze oefeningen train je de inademingsspieren, met name de borstspieren (mm. pectorales).

Oefening 2c

Herhaal oefening 2b, maar nu in staande positie.

Het borstbeen heeft nu meer neiging om te dalen. De inademingsspieren moeten harder werken om het in de naar boven en voren gebrachte positie te handhaven.

5.2.3 Coördineren van activiteit van de buikspieren en het perineum

Fase 1

Ga op je rug liggen, met je heupen en knieën gebogen, je enkels in plantairflexie (voet naar beneden bewegen); je voeten staan plat op de grond.

Probeer eerst het perineum te spannen en te ontspannen. Als je dat nog nooit eerder gedaan hebt, kun je bijvoorbeeld het volgende doen: spannen en ontspannen van de kringspier van de anus of spannen en ontspannen van het gebied tussen de beide zitbeenderen alsof je probeert ze naar elkaar toe te bewegen.
Herhaal dat een aantal keren.

Fase 2

Probeer vervolgens het perineum samen te trekken en daarna het onderste deel van de buikspieren zonder dat het hogere deel van de buikspieren in actie komt.
Herhaal deze oefening een aantal keren.

 Gebruik het hogere deel van de buikspieren niet.

Fase 3

Probeer vervolgens een iets hoger deel van de buikspieren bij de contractie te betrekken.
Herhaal daarna een aantal keren de opeenvolgende contractie van perineum + onderste deel van de buikspieren en het iets hogere deel van de buikspieren.

 Het belangrijkste is het perineum niet te ontspannen.

5.2.4 Coördinatie: eerst de rechte buikspier en daarna de dwarse buikspier activeren

Fase 1

Ga op je rug liggen, met je heupen en knieën gebogen, je enkels in plantairflexie (voet naar beneden bewegen); je voeten staan plat op de grond.

Probeer eerst de m. rectus abdominis (rechte buikspier) aan de voorzijde van de onderbuik met steeds meer kracht aan te spannen; ontspan hem daarna.
Herhaal dit een aantal keren.

Fase 2

Laat vervolgens de contractie van het schaambeen naar de navel lopen, dus van onder naar boven.
Herhaal dit een keer of tien.

 Dit is een belangrijke stap om de buikorganen van beneden naar boven te bewegen.

Fase 3

Probeer ten slotte de m. transversus abdominis (dwarse buikspier) aan te spannen; dit geeft het gevoel dat de taille wordt ingesnoerd.

 Handhaaf hierbij de contracties van oefening 1 en 2.

5.2.5 Coördinatie: eerst de schuine buikspieren en daarna de dwarse buikspier activeren

Fase 1

Ga op je rug liggen, met je heupen en knieën gebogen, je enkels in plantairflexie (voet naar beneden bewegen); je voeten staan plat op de grond.

Probeer eerst de m. obliquus externus abdominis (buitenste schuine buikspier), aan de zijkant van de taille, met steeds meer kracht aan te spannen. Geef daarbij met beide handen de vezelrichting van de spier aan (van het bekken naar de ribben).

Fase 2

Je kunt voor bovenstaande oefening eerst het ligamentum inguinale (de liesband) met de vingers volgen om de lijn te vinden die door de onderste vezels van de schuine buikspieren op spanning wordt gebracht. Daarna weer ontspannen.
Herhaal dit een aantal keren.

Fase 3

Probeer vervolgens de rechte buikspier (zie par. 5.2.3) en de dwarse buikspier, die wat hoger gelegen is, samen te trekken.
Dit geeft het gevoel dat de taille wordt ingesnoerd.

Probeer het gevoel van het 'intrekken van de onderbuik' te behouden.
Herhaal de oefening ongeveer tien keer om de beweging in je geheugen te prenten voor de eigenlijke buikspieroefeningen.

5.2.6 Coördinatie: mobiliseren van het heupgewicht aan de voorzijde

Fase 1

Ga op je buik liggen. Buig je rechter knie en pak met een hand (rechts of links) je rechter voet vast.

Voel dat de rechterkant van het bekken voorovergekanteld is (anteversie): het schaambeen heeft geen contact meer met de grond.

Fase 2

Probeer het schaambeen weer naar de grond te brengen. Hierbij wordt het bekken achterovergekanteld (retroversie).
Je voelt dat de voorzijde van het heupgewricht op rek wordt gebracht.

Houd deze positie een paar tellen vast, maar niet zo lang dat het onaangenaam wordt voor het heupgewricht.

Speel wat met je ademhaling: breng op spanning met een inademing en ontspan op een uitademing.

Herhaal de oefening een aantal keren.

Fase 3

Doe dezelfde oefening met het linker been.

5.2.7 Coördinatie: oefeningen voor de buikspieren en de rugspieren

Oefening 1a

Deze oefening kan zowel in rugligging als staande worden uitgevoerd. De keuze is afhankelijk van de buikspieroefening die erna komt.

Ga op je rug liggen, met je heupen en knieën gebogen, je enkels in plantairflexie (voet naar beneden bewegen); de voeten staan plat op de grond.
Leg een hand plat onder je rug ter hoogte van de lumbale (lenden) wervelkolom met de handpalm naar beneden. Breng je rug iets omhoog zodat hij niet meer op de hand drukt of de hand aanraakt.

Bij deze oefening worden de rugspieren aan het werk gezet.

Oefening 1b

Blijf in deze positie en trek je buikspieren samen. Voel nu dat door de contractie van de buikspieren het bekken achterover 'wil' kantelen en het lendengebied tegen de grond wordt gedrukt. Houd de rugspieren gespannen om deze bewegingen te verhinderen.
Herhaal de oefening een aantal keren.

Oefening 2a

Ga rechtop staan; je heupen en knieën zijn licht gebogen.
Leg een hand plat in het lendengebied, maak je rug hier een beetje holler. Probeer je lang te maken, een zo verticaal mogelijke positie in te nemen.

Bij deze oefening worden de rugspieren aan het werk gezet; vooral de diepgelegen rugspieren.

Oefening 2b

Blijf in deze positie en trek de buikspieren samen. Houd de rugspieren gespannen om bovengenoemde dreigende bewegingen van bekken en lendengebied te verhinderen. Dit advies zal bij de oefeningen op de volgende bladzijden regelmatig gegeven worden.

Herhaal dit een aantal keren.

Voel hoe door de contractie het bekken de neiging heeft achterover te kantelen en de lumbale lordose vermindert.

5.3 Zestien oefeningen volgens de methode Veilige Buikspieroefeningen

Hierna worden zestien oefeningen volgens de methode Veilige Buikspieroefeningen beschreven. Ze kunnen worden onderverdeeld in de volgende categorieën:

Rekken/contractie van de buikspieren:
1 rekken van de m. rectus abdominis (rechte buikspier);
2 contractie van de m. rectus abdominis (rechte buikspier);
3 rekken van de m. obliquus internus abdominis (binnenste schuine buikspier);
4 contractie van de m. obliquus internus abdominis (binnenste schuine buikspier);
5 rekken van de m. obliquus externus abdominis (buitenste schuine buikspier);
6 contractie van de m. obliquus externus abdominis (buitenste schuine buikspier);

Contractie van de buikspieren en de bilspieren:
7 contractie van de schuine buikspieren met behulp van de armen;
8 contractie van de schuine buikspieren met behulp van de benen;
9 contractie van de schuine buikspieren met behulp van de armen en de benen;

Coördinatie van alle buikspieren:
10 'vliegtuigje';

De boog:
11 rekken van de m. rectus abdominis (rechte buikspier);
12 contractie van de m. rectus abdominis (rechte buikspier);

De boog met rotatie:
13 rekken van de m. obliquus internus en externus abdominis (schuine buikspieren);
14 contractie van de schuine buikspieren;

De zijwaartse boog:
15 rekken van de m. obliquus internus en externus abdominis (schuine buikspieren);
16 contractie van de m. obliquus internus en externus abdominis.

REKKEN/CONTRACTIE VAN DE BUIKSPIEREN

5.3.1 Rekken van de m. rectus abdominis (rechte buikspier)

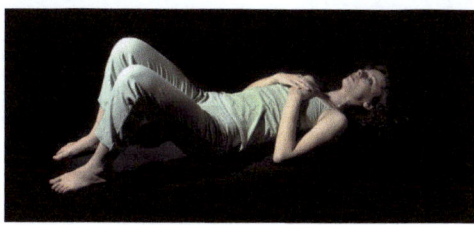

Figuur 5.1.

Ga op je rug liggen, met je heupen en knieën gebogen, je enkels in plantairflexie (voet naar beneden bewegen); de voeten staan plat op de grond (fig. 5.1).

Oefening 1a Rekken van het bovenste deel van de m. rectus abdominis ('kruisen/heffen')

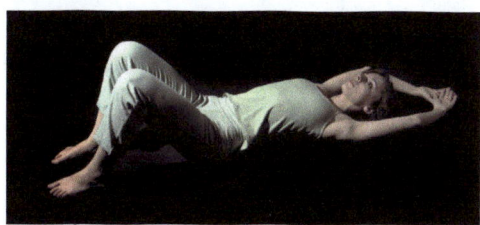

Figuur 5.1a.

Leg je handen over elkaar op je borst en breng beide armen tot boven je hoofd (fig. 5.1a). Beweeg daarbij de armen niet langs het lichaam maar voor het lichaam.
Voel dat hierbij ribben en borstbeen omhooggaan.
Je voelt ook dat het bovenste deel van de rechte buikspier gerekt wordt.

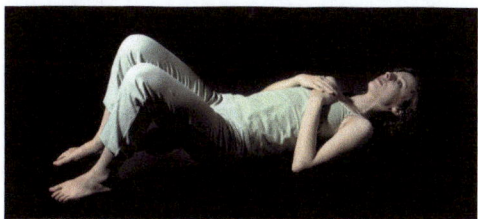

Figuur 5.1a1.

Kom terug in de beginpositie. Maak nu dezelfde beweging maar combineer die met een diepe flankademhaling (fig. 5.1a1).
Kom daarna weer terug in de beginpositie.

Oefening 1b Rekken van het onderste deel van de m. rectus abdominis ('lang maken/hol maken')

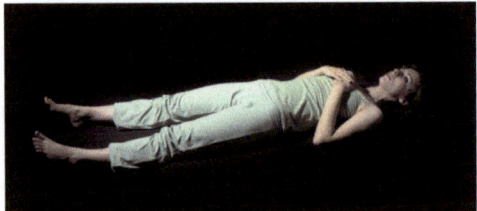

Figuur 5.1b.

Strek je benen (fig. 5.1b).
Voel dat je bekken bij deze beweging vooroverkantelt. Je voelt ook dat hierdoor het onderste deel van de rechte buikspier gerekt wordt.

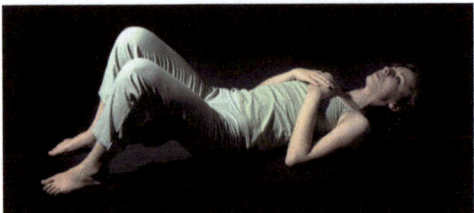

Figuur 5.1b1.

Kom terug in de beginpositie (fig. 5.1b1).

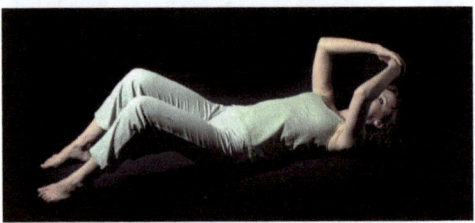

Figuur 5.1b2.

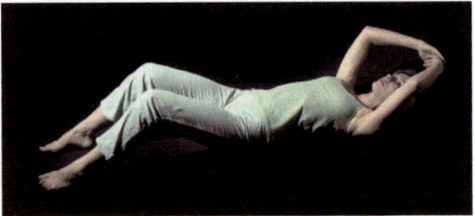

Figuur 5.1b3.

Doe nu dezelfde beweging maar combineer die met een diepe flankademhaling (fig. 5.1b2 en 5.1b3). Kom daarna weer terug in de beginpositie.

Oefening 1c Rekken van de gehele m. rectus abdominis ('heffen/lang maken')

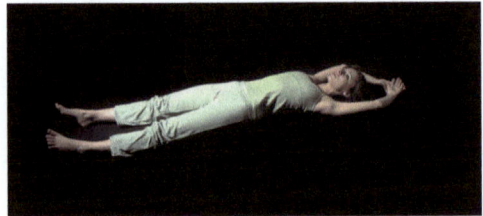

Figuur 5.1c.

Strek nu tegelijkertijd beide armen en beide benen (fig. 5.1c).
Voel dat bij deze beweging zowel het onderste als het bovenste deel van de rechte buikspier wordt gerekt. Laat het lendengebied hol worden zonder dat je dat probeert tegen te houden.

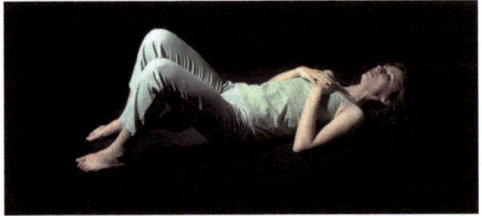

Figuur 5.1c1.

Kom terug in de beginpositie (fig. 5.1c1).
Doe nu de gehele beweging maar combineer die met een diepe flankademhaling waarbij het borstbeen omhoogkomt.
Kom daarna weer terug in de beginpositie.

5.3.2 Contractie van de m. rectus abdominis (rechte buikspier)

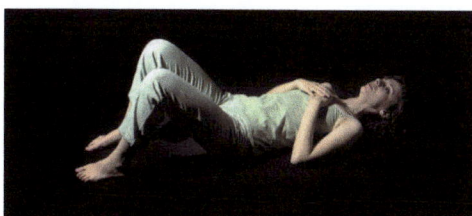

Figuur 5.2. Beginpositie (gelijk aan oefening 1)

Oefening 2a *Contractie van de rechte buikspier in de 'viscerale functie' ('verzamelen')*

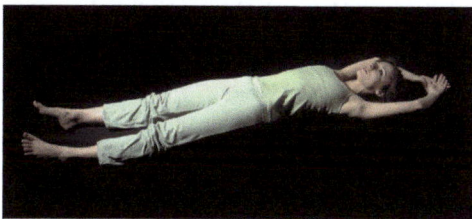

Figuur 5.2a.

Blijf in de gerekte positie zoals die beschreven is bij oefening 1c en span de rechte buikspier; je brengt als het ware het schaambeen naar het borstbeen en het borstbeen naar het schaambeen maar deze komen niet in beweging (fig. 5.2a1).

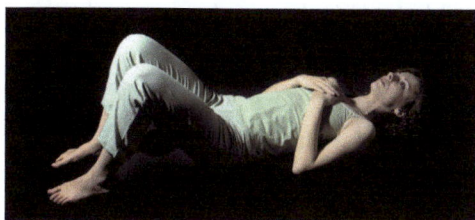

Figuur 5.2a1.

Doe dit op een uitademing maar zonder dat er een werkelijke beweging van bekken of borstkas optreedt. Druk de onderrug niet tegen de grond. Laat vooral de ribben niet dalen: de buik wordt naar binnen getrokken en de druk op het perineum wordt lager.

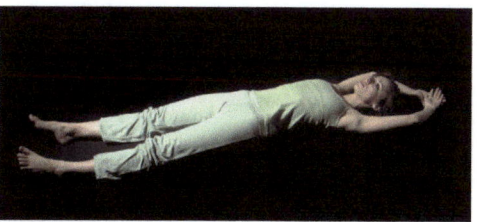

Figuur 5.2a2.

Kom terug in de beginpositie (fig. 5.2a2).

Oefening 2b *Contractie van de rechte buikspier in de 'skeletfunctie', statisch uitgevoerd ('knie')*

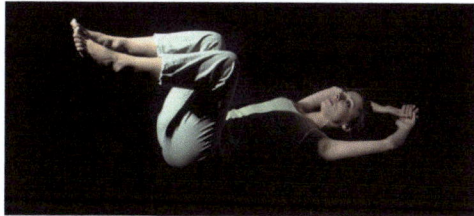

Figuur 5.2b.

Doe de volledige rekking en contractie zoals beschreven bij oefening 2a.
Breng nu op een flankademhaling een been met gebogen knie naar de buik (fig. 5.2b). Breng het been op een uitademing weer gestrekt naar de grond.
Neem dan gedurende een inademing en uitademing rust en herhaal de hele serie nog een keer.

Oefening 2c *Contractie van de rechte buikspier op de 'skeletfunctie' ('kin')*

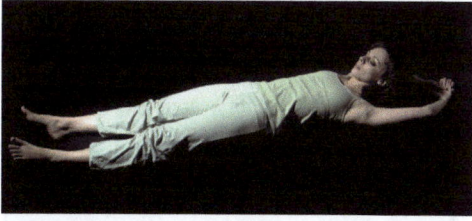

Figuur 5.2c.

Doe de volledige rekking en contractie zoals beschreven bij oefening 2a ('heffen/lang maken, verzamelen').
Til dan, op een flankademhaling, het hoofd op en breng de kin naar de borst (fig. 5.2c).
Breng op een uitademing het hoofd weer naar de grond.
Neem dan gedurende een inademing en uitademing rust en herhaal de hele serie nog een keer.

***Oefening 2d** Sterkere contractie van de rechte buikspier in de 'skeletfunctie' ('armen')*

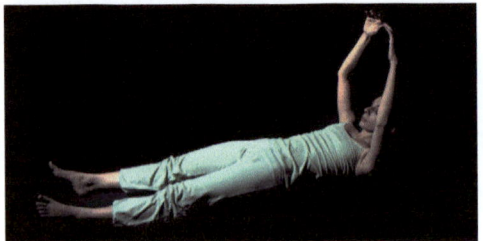

Figuur 5.2d.

Doe de volledige rekking en contractie zoals beschreven bij oefening 2a.
Til dan, op een flankademhaling, het hoofd op en breng de armen omhoog (fig. 5.2d).
Breng op een uitademing het hoofd en de armen weer naar de grond.
Neem dan gedurende een inademing en uitademing rust en herhaal de hele serie nog een keer.

***Oefening 2e** Sterkere contractie van de rechte buikspier in de 'skeletfunctie' ('alles heffen')*

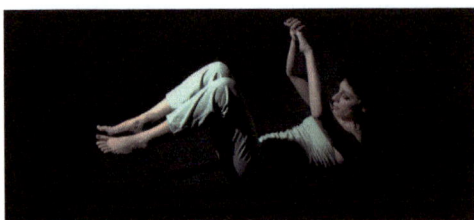

Figuur 5.2e.

Doe de volledige rekking en contractie zoals beschreven bij oefening 2a.
Hef dan, op een flankademhaling, het hoofd, de armen en de benen (fig. 5.2e).
Breng ze op een uitademing weer naar de grond.
Neem dan gedurende een inademing en uitademing rust en herhaal de hele serie nog een keer.

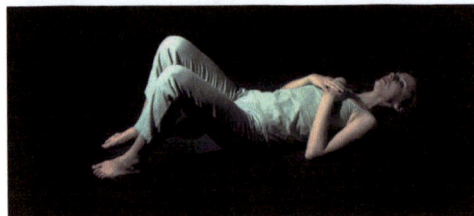

Figuur 5.2e1.

Kom terug in de beginpositie (fig. 5.2e1).

5.3.3 Rekken van de m. obliquus internus abdominis ('kruisen/heffen') (binnenste schuine buikspier)

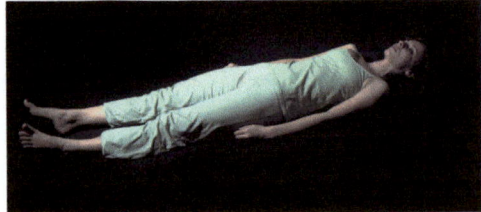

Figuur 5.3 Beginpositie.

Ga op je rug liggen, met je benen gestrekt en leg je armen langs je lichaam (fig. 5.3).

***Oefening 3a** Rekken van het bovenste deel van de m. obliquus internus abdominis rechts*

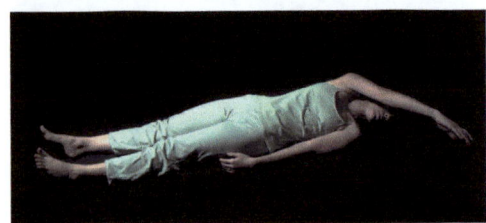

Figuur 5.3a.

Breng je rechter arm over je borst naar de andere zijde en strek hem diagonaal naar links uit boven je hoofd (fig. 5.3a).
Voel dat hierbij het bovenste deel van de rechter binnenste schuine buikspier gerekt wordt.

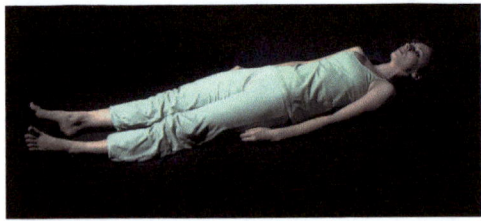

Figuur 5.3a1.

Kom weer terug in de beginpositie (fig. 5.3a1).
Maak nu dezelfde beweging maar combineer die met een flankinademing.
Kom weer terug in de beginpositie.

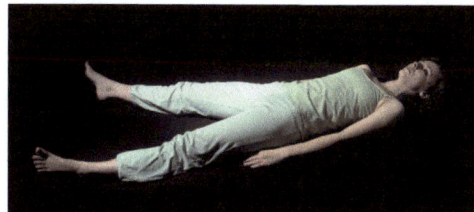

Figuur 5.3a2.

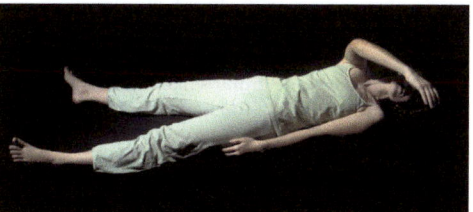

Figuur 5.3b2.

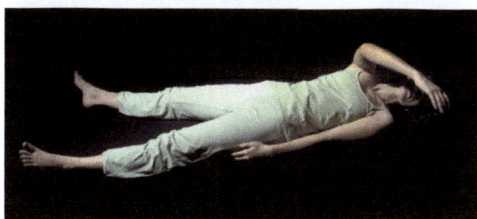

Figuur 5.3a3.

Laat je rechter been in deze positie liggen en herhaal oefening 3a (fig. 5.3b2).
Je voelt dan dat door de rotatie van de romp de binnenste schuine buikspier in zijn geheel wordt gerekt. Kom terug in de beginpositie en voer de beweging uit op een flankinademing.
Kom weer terug in de beginpositie.

Oefening 3c

Oefening 3b Fixatie van het onderste deel van de m. obliquus internus abdominis en rekken van de gehele spier rechts ('kruisen/roteren')

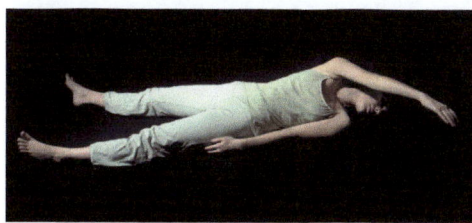

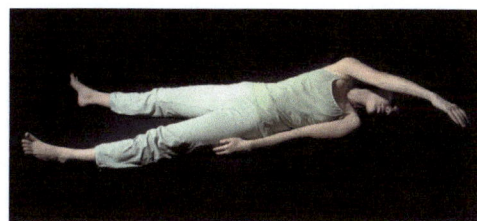

Figuur 5.3c.

Doe nu de hele serie voor de linkerkant (fig. 5.3c). Je kunt oefening 3a en 3b afwisselend links en rechts uitvoeren.

Figuur 5.3b.

5.3.4 Contractie van de m. obliquus internus abdominis (binnenste schuine buikspier)

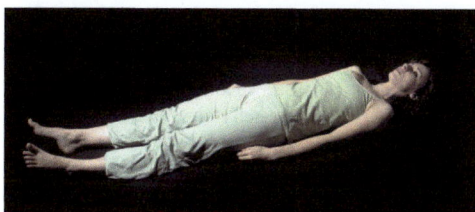

Oefening 4a Contractie van de m. obliquus internus abdominis (rechts) in de 'viscerale functie' ('verzamelen')

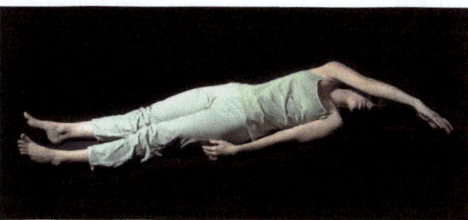

Figuur 5.4a.

Figuur 5.3b1.

Leg nu je rechter been gespreid op de grond, met de voet naar buiten gedraaid (exorotatie) (fig. 5.3b1). Je voelt dat door deze rotatie het bekken enigszins in dezelfde richting mee roteert. Houd die beweging niet tegen.

Blijf in de positie van oefening 3b ('kruisen/roteren') (fig. 5.4a). Contraheer nu de binnenste schuine buikspier aan de rechterkant, alsof je het rechter schouderblad naar de grond wilt brengen terwijl je probeert de rechterkant van het bekken boven de grond te heffen.

Doe dat op een uitademing, maar zonder dat het skelet daarbij in beweging komt. Laat de ribben niet dalen. Doordat je je buik intrekt, neemt de druk in het perineum af.

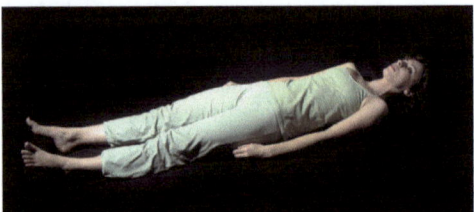

Figuur 5.4a1.

Neem de beginpositie weer in (fig. 5.4a1).

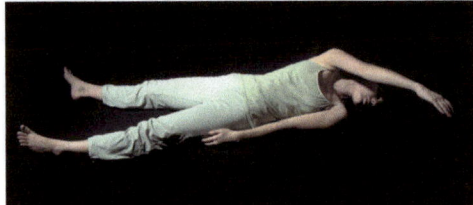

Figuur 5.4a2.

Oefening 4b *Contractie van de m. obliquus internus abdominis (rechts) op de 'skeletmanier', dynamisch ('terug')*

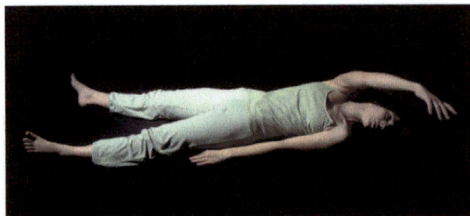

Figuur 5.4b.

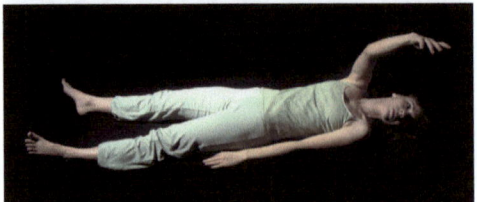

Figuur 5.4b1.

Voer de rekking en de contractie uit zoals die beschreven zijn bij oefening 4a (fig. 5.4b1).

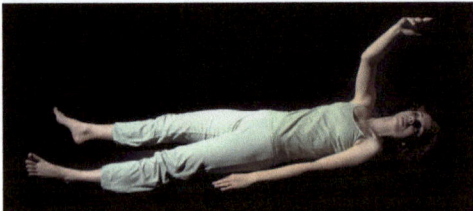

Figuur 5.4b2.

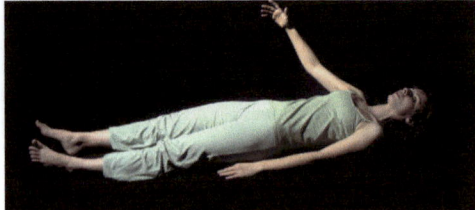

Figuur 5.4b3.

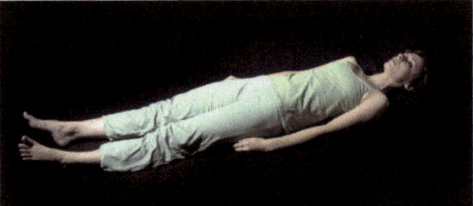

Figuur 5.4b4.

Til je hoofd van de grond en draai het een beetje naar links (fig. 5.4b2). Breng nu op een flankinademing het rechter schouderblad naar de grond. Het hoofd beweegt mee en komt daardoor in de middenpositie (fig. 5.4b3). De rechter arm beschrijft een cirkel in de richting van het plafond en komt ten slotte naast de romp op de grond te rusten (fig. 5.4.b4).

Breng op een uitademing het hoofd naar de grond toe.

Neem dan gedurende een inademing en uitademing rust en herhaal de hele serie nog een keer.

Doe nu oefening 4a en oefening 4b met je linker arm en je linker been.

Oefening 4c

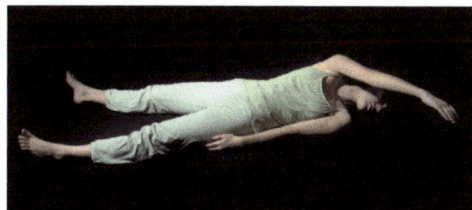

Figuur 5.4c.

Koppel nu het rekken en de contractie aan elkaar, afwisselend met je linker arm/linker been en je rechter arm/rechter been.
Elk van de twee binnenste schuine buikspieren contraheert of wordt beurtelings gerekt.
Neem dan gedurende een inademing en uitademing rust en herhaal de hele serie nog een keer.

5.3.5 Rekken van de m. obliquus externus abdominis (buitenste schuine buikspier)

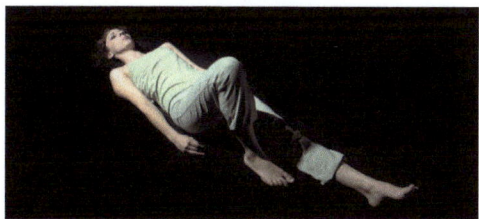

Figuur 5.5 Uitgangshouding.

Ga op je rug liggen met je armen langs je lichaam en één been gestrekt. Van je andere been zijn heup en knie gebogen en staat de voet plat op de grond.

Oefening 5a Rekken van het onderste deel van de buitenste schuine buikspier rechts ('been kruisen')

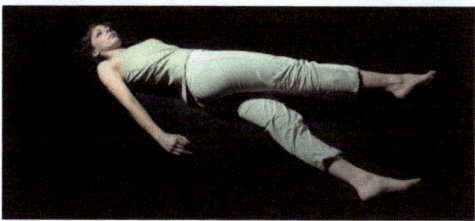

Figuur 5.5a.

Kruis het rechter been over het linker been en maak het been lang door de voet zo ver mogelijk van het bekken te brengen (fig. 5.5a).

Voel dat het bekken hierdoor gaat roteren, laat dat ook gebeuren. Je voelt ook dat het onderste deel van de buitenste schuine buikspier hierbij op rek komt.

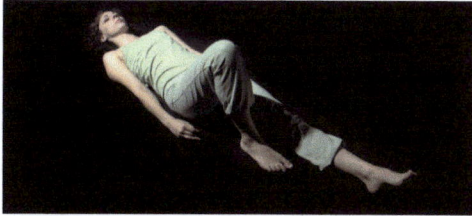

Figuur 5.5a1.

Kom weer in de beginpositie terug (fig. 5.5a1) en maak dezelfde beweging, maar nu gecombineerd met een flankinademing.
Kom weer terug in de beginpositie.

Oefening 5b Rekken van het bovenste deel van de buitenste schuine buikspier ('arm openen')

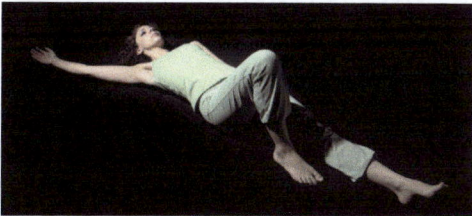

Figuur 5.5b.

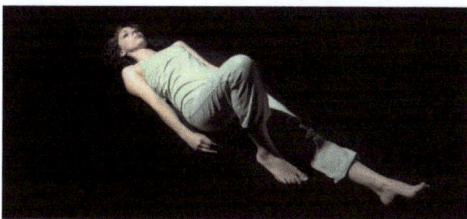

Figuur 5.5b1.

Strek nu je rechter arm voorwaarts en zijwaarts (fig. 5.5b en 5.5b1).
Voel dat het bovenste deel van je buitenste schuine buikspier gerekt wordt.

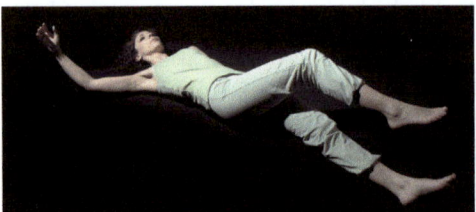

Figuur 5.5b2.

Kom weer in de beginpositie terug en maak dezelfde beweging, maar nu gecombineerd met een flankinademing (fig. 5.5b2).
Kom weer terug in de beginpositie.

Oefening 5c *Rekken van de gehele buitenste schuine buikspier ('diagonaal')*

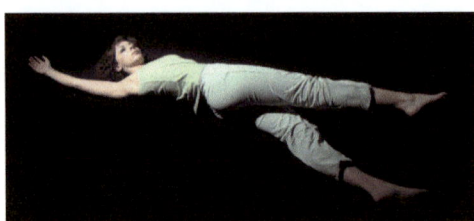

Figuur 5.5c.

Doe tegelijkertijd de bewegingen zoals beschreven bij de oefeningen 5a en 5b. Maak de arm en het been lang en creëer een schuine lijn die van de hand naar de voet loopt (fig. 5.5c).

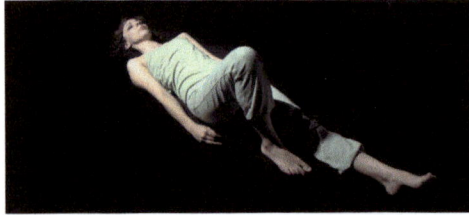

Figuur 5.5c1.

Kom weer terug in de beginpositie (fig. 5.5c1) en maak dezelfde beweging maar nu gecombineerd met een diepe inademing waarbij de ribben aan de rechterkant uit elkaar gaan.
Kom weer terug in de beginpositie.

Oefening 5d

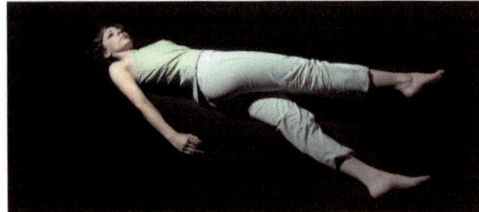

Figuur 5.5d.

Doe dezelfde serie met het linker been en de linker arm en doe daarna oefening 5c ('diagonaal') afwisselend links en rechts.
Hierbij worden afwisselend de m. obliquus externus abdominis links en rechts gerekt.

5.3.6 Contractie van de m. obliquus externus abdominis (buitenste schuine buikspier)

Oefening 6a *Contractie van buitenste schuine buikspier rechts, in de 'viscerale functie' ('verzamelen')*

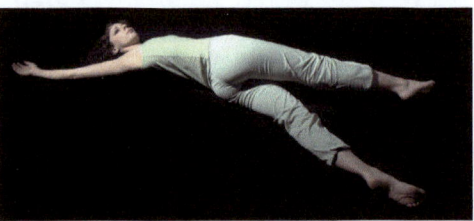

Figuur 5.6a.

Neem weer de gerekte positie in zoals beschreven bij oefening 5c ('diagonaal') (fig. 5.6a).

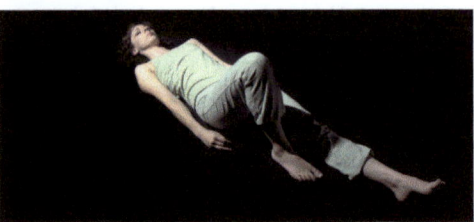

Figuur 5.6a1.

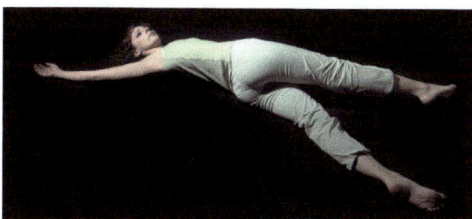

Figuur 5.6a2.

Contraheer nu de buitenste schuine buikspier door te doen alsof je het bekken en het rechter schouderblad naar de grond brengt.
Doe dit op een uitademing, zonder dat het skelet daarbij in beweging komt.
Laat de ribben niet dalen. Doordat je je buik intrekt wordt de druk op het perineum lager.

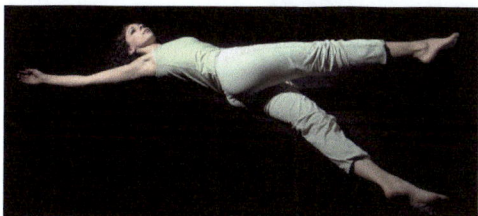

Figuur 5.6a3.

Neem de beginpositie weer in (fig. 5.6a3).

Oefening 6b Contractie van de buitenste schuine buikspier rechts, in de 'skeletfunctie' (dynamisch)

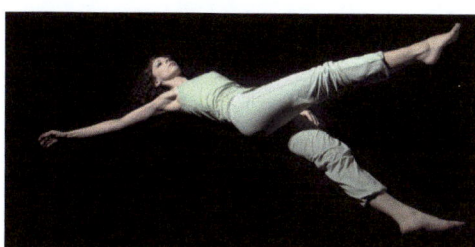

Figuur 5.6b.

Doe de rekking en de contractie van de buitenste schuine buikspier zoals beschreven bij oefening 6a ('diagonaal, verzamelen').

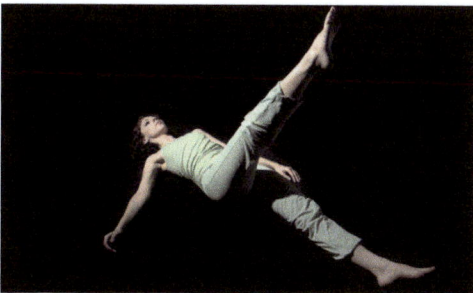

Figuur 5.6b1.

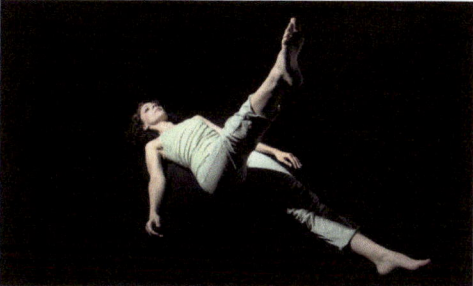

Figuur 5.6b2.

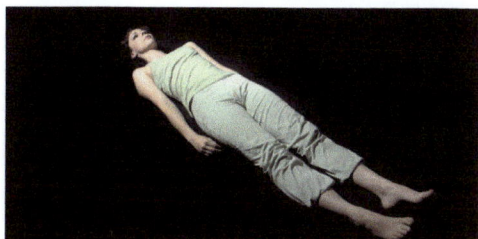

Figuur 5.6b3.

Breng nu het bekken naar de grond en neem het rechter been in de beweging mee (fig. 5.6b1). Laat dit been een grote cirkel naar het plafond beschrijven (fig. 5.6b2) en breng het daarna naast het andere been op de grond (fig. 5.6b3). Doe dit op een flankinademing.
Rust uit op een uitademing.
Neem dan gedurende een inademing en uitademing rust en herhaal de hele serie nog een keer.

Oefening 6c

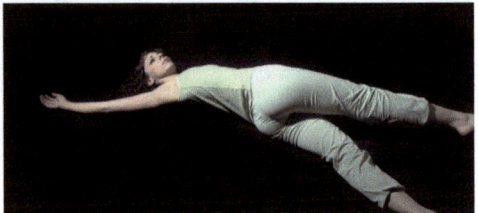

Figuur 5.6c.

Koppel de rekking en de contractie aan elkaar.
Doe de oefening afwisselend met je linker en je rechter been.
Hierdoor worden beide buitenste schuine buikspieren afwisselend gerekt en aangespannen.
Neem dan gedurende een inademing en uitademing rust en herhaal de hele serie nog een keer.

CONTRACTIE VAN DE BUIKSPIEREN EN DE BILSPIEREN

5.3.7 Contractie van de schuine buikspieren met behulp van de armen

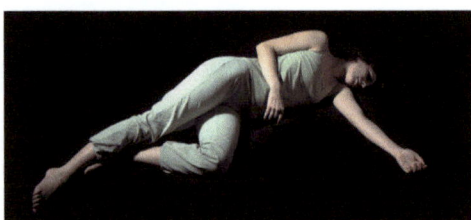

Figuur 5.7.

Ga op je linkerzij liggen, met je linker arm naar voren gestrekt (fig. 5.7).
Voel dat je, doordat je met je arm op de grond steunt, een stabiele positie kunt innemen waardoor de romp niet naar voren valt.
Buig je linker heup en je linker knie.
Voel dat je, doordat je linker been op de grond rust, een stabiele positie kunt innemen waardoor de romp niet naar achteren valt.

Oefening 7a De arm naar voren ('lang maken')

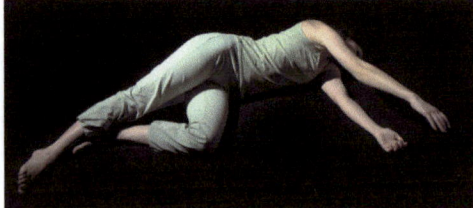

Figuur 5.7a.

Buig je rechter elleboog, maar houd je bovenarm tegen je romp. Strek dan deze arm langzaam naar voren op een flankinademing (fig. 5.7a).

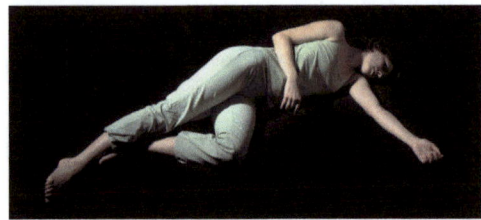

Figuur 5.7a1.

Kom weer terug in de positie met gebogen elleboog (fig. 5.7a1).
Bij deze beweging heeft de borstkas de neiging om de armbeweging te volgen. Dat kun je voorkomen door het aanspannen van de rechter buitenste schuine buikspier die de borstkas in positie houdt.

Oefening 7b De arm naar achteren ('terug')

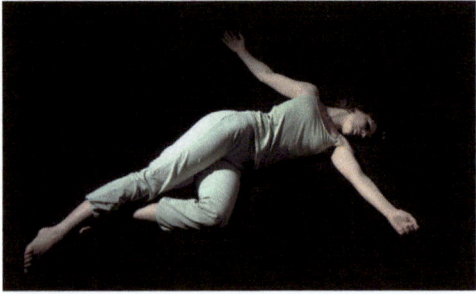

Figuur 5.7b.

Strek de arm daarna, op een flankinademing, naar achteren uit (fig. 5.7b). De arm beweegt ongeveer evenwijdig aan de grond.
De borstkas heeft nu de neiging naar achteren te vallen. Dat kun je voorkomen door het aanspannen van de binnenste schuine buikspier rechts.

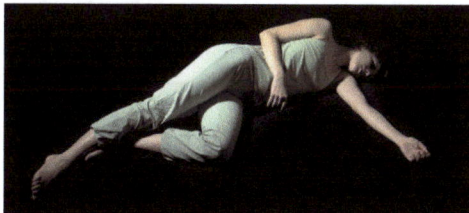

Figuur 5.7b1.

Kom weer in de beginpositie (fig. 5.7b1).

Oefening 7c Afwisseling

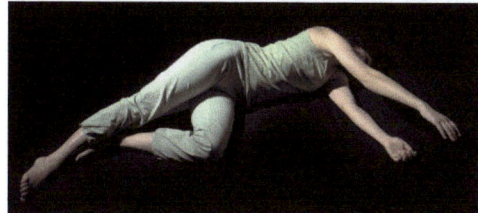

Figuur 5.7c.

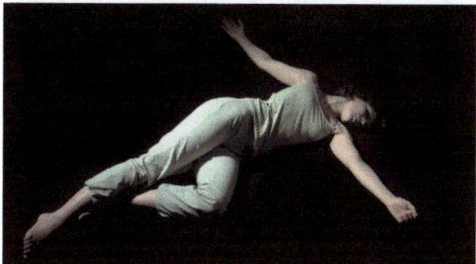

Figuur 5.7c1.

Herhaal deze beweging een aantal keren; laat daarbij de ribben niet dalen. Wissel de beweging naar voren en naar achteren af en probeer de beweging steeds zo ver mogelijk uit te voeren (fig. 5.7c en 5.7c1).

Oefening 7d Zwaardere uitvoering

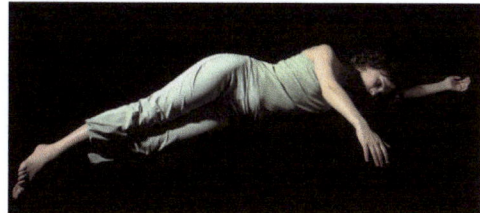

Figuur 5.7d.

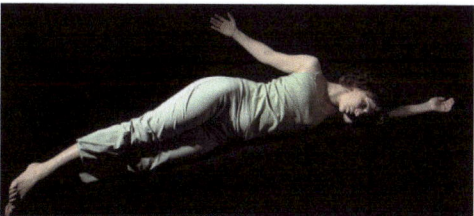

Figuur 5.7d1.

Je linker arm ligt nu niet meer voor je op de grond maar in het verlengde van je romp (fig. 5.7d). Je hoofd leg je op je bovenarm.
De buikspieren moeten nu hard werken om de stabiliteit te bewaren.
Probeer nu je linker been niet gebogen op de grond te houden maar leg het gestrekt onder het rechter been.
De buikspieren moeten dan ook hier hard werken om de stabiliteit te bewaren.

5.3.8 Contractie van de schuine buikspieren met behulp van de benen

Oefening 8a Het been naar voren ('schop')

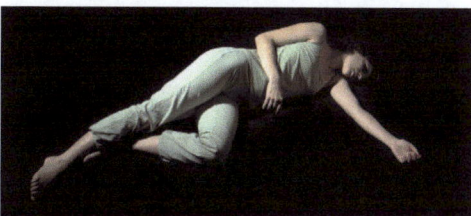

Figuur 5.8.

Neem de beginpositie in zoals die is beschreven bij oefening 7a. Buig je been in de rechter heup en de rechter knie en breng je voet naar het bekken (fig. 5.8).

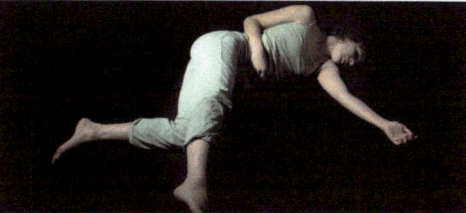

Figuur 5.8a.

Strek nu je rechter been in voorwaartse richting, alsof je een schop wilt geven (fig. 5.8a).
Doe dit op een flankinademing.

Het bekken heeft de neiging om tijdens deze beweging het been te volgen. Dat kun je voorkomen door het aanspannen van de buitenste schuine buikspier die het bekken achter houdt.

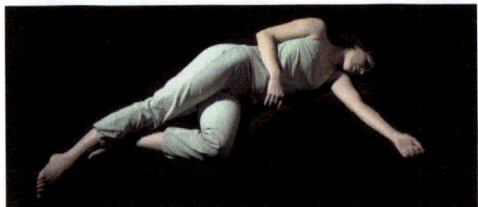

Figuur 5.8a1.

Neem de beginpositie weer in (fig. 5.8a1).

Oefening 8b Het been naar achteren ('verlengen')

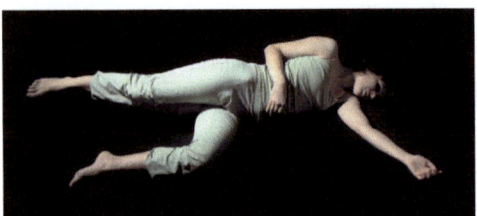

Figuur 5.8b.

Buig je rechter been in heup en knie en breng de voet naar het bekken (fig. 5.8b). Strek nu dit been ongeveer evenwijdig aan de grond naar achteren.
Doe dit op een inademing.

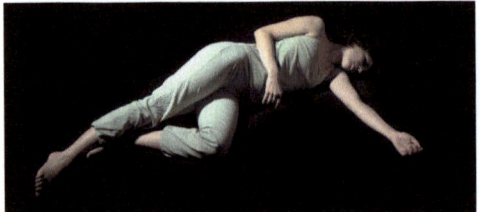

Figuur 5.8b1.

Het bekken heeft nu de neiging om naar achteren te bewegen. Door het aanspannen van de rechter binnenste schuine buikspier kun je dat voorkomen.

Oefening 8c De bewegingsrichtingen aan elkaar koppelen ('balanceren')

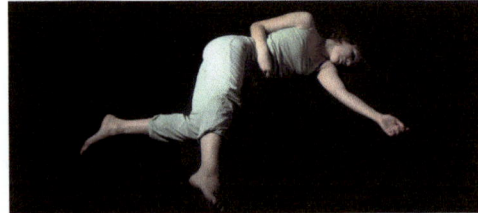

Figuur 5.8c.

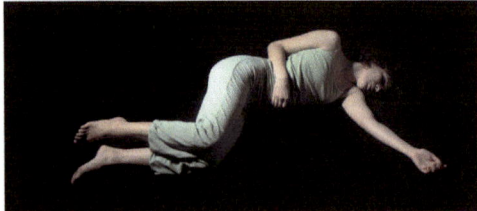

Figuur 5.8c1.

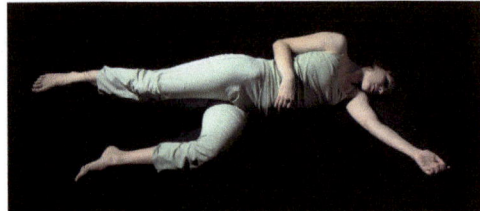

Figuur 5.8c2.

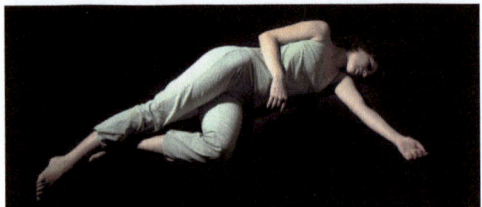

Figuur 5.8c3.

Doe de oefeningen 8a en 8b een aantal keren achter elkaar; beweeg afwisselend naar voren en naar achteren en houd het bekken in positie (fig. 5.8c t/m 5.8c3).
Hierbij zijn om beurten de binnenste en buitenste schuine buikspieren actief.

5.3.9 Contractie van de schuine buikspieren met behulp van de armen en de benen

Oefening 9a *Uitvoering in twee richtingen waarbij de schuine buikspieren worden gerekt ('dubbele balans')*

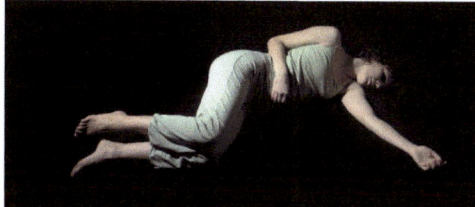

Figuur 5.9.

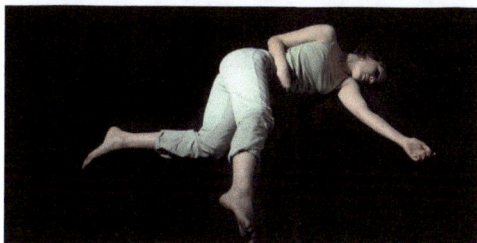

Figuur 5.9a.

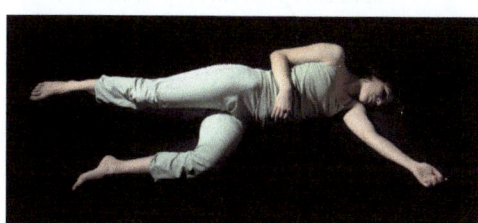

Figuur 5.9a1.

Breng vanuit de beginpositie (fig. 5.9) gelijktijdig je arm naar voren en je been naar achteren (fig. 5.9a en 5.9a1).
Voel hoe de binnenste schuine buikspier op rek komt als je arm en je been volledig uitgestrekt zijn. Ga zo ver als je kunt om de rekking zo groot mogelijk te maken.

Breng daarna de arm naar achteren en het been naar voren.
Voel dat door deze beweging de buitenste schuine buikspier op rek wordt gebracht; voer de beweging zo ver mogelijk uit.
Doe deze serie vier maal
Rust dan even uit en herhaal de beweging met je linker arm en je linker been.

Oefening 9b *Koppel de bewegingen nu aan elkaar: een afwisseling van rekking en aanspannen*

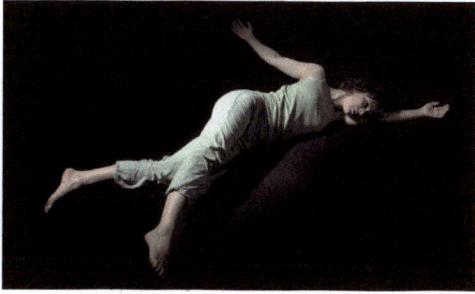

Figuur 5.9b.

Probeer je linker arm niet voor je op de grond te leggen maar langs je lichaam in het verlengde van je romp (fig. 5.9b).
De schuine buikspieren moeten nu harder werken om de stabiliteit te bewaren. De oefening is daardoor zwaarder.

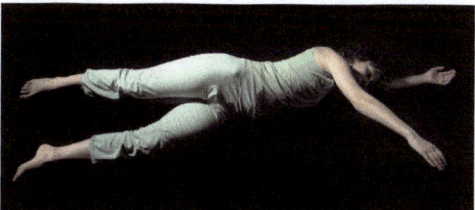

Figuur 5.9b1.

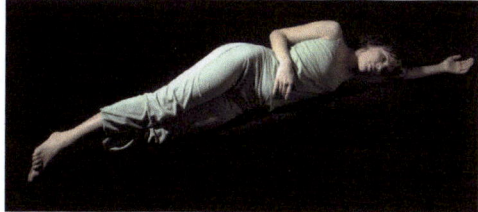

Figuur 5.9b2.

Probeer ten slotte je linkerbeen niet meer gebogen op de grond te leggen maar het naast je andere been neer teleggen (fig. 5.9b1 en 5.9b2).
Ook deze positie vergt veel van de schuine buikspieren om de stabiliteit te bewaren. De totale beweging is een afwisseling van sterke contractie en rekking.

Oefening 9c De beweging rechts en links aan elkaar koppelen

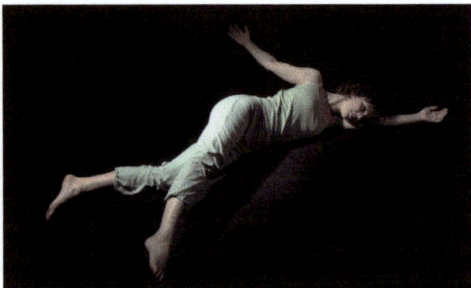

Figuur 5.9c.

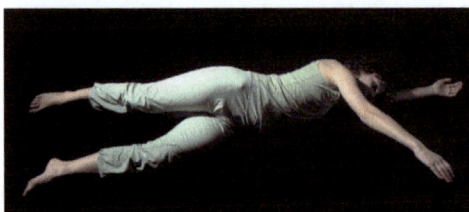

Figuur 5.9c1.

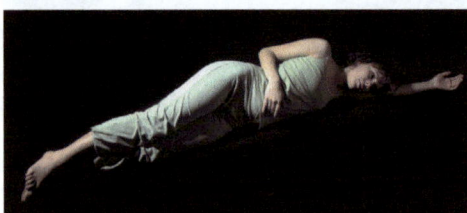

Figuur 5.9c2.

Herhaal de beweging zoals beschreven in oefening 9a. Ga daarna direct op je rug liggen en rol door naar je rechterzij. Wissel zo van kant zonder de beweging te onderbreken.

Oefening 9d De beweging rechts en links aan elkaar koppelen met aanspannen van de buitenste schuine buikspier

Herhaal de beweging zoals beschreven in oefening 9c. Houd gedurende de hele beweging het hoofd van de grond.

COÖRDINATIE VAN ALLE BUIKSPIEREN

5.3.10 'Vliegtuigje'

 Voor deze oefening heb je een bal nodig met een doorsnede van ongeveer 20 cm, die voor de helft is opgepompt.

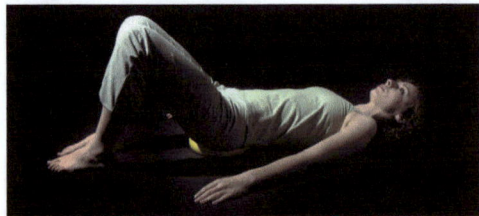

Figuur 5.10.

Ga op je rug liggen, met je knieën gebogen; je voeten staan plat op de grond. Plaats de bal onder je heiligbeen (boven je stuitje) (fig. 5.10).

 De oefening kan gevarieerd worden door de bal op een andere plek onder het lichaam te plaatsen.

Oefening 10a 'Opstijgen'

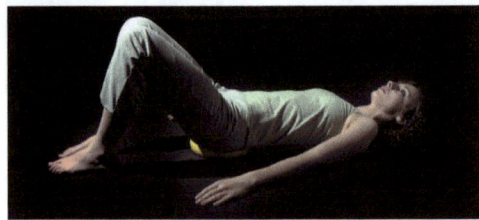

Figuur 5.10a.

Til je voeten van de grond (fig. 5.10a).
Je voelt onmiddellijk dat je rechte buikspier gaat aanspannen, eerst om het bekken te stabiliseren (voorkomen dat het vooroverkantelt); daarna om het, terwijl de benen gebogen zijn, in de richting van de buik te brengen.

Oefening 10b 'Stabilisatie'

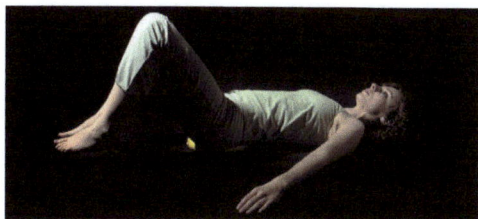

Figuur 5.10b.

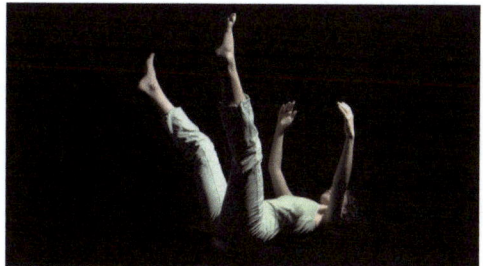

Figuur 5.10c2.

Zoek eerst naar evenwicht op de bal door met de handen op de grond te steunen (fig. 5.10b).
Hierbij worden de spieren actief die retroflexie (naar achteren bewegen in het schoudergewricht) van de arm geven, in het bijzonder de m. latissimus dorsi (brede rugspier). Ze worden geholpen door de schuine buikspieren en de rechte buikspier (isometrisch). Til nu de allebei je armen op en zoek naar evenwicht, uitsluitend met behulp van de buikspieren.

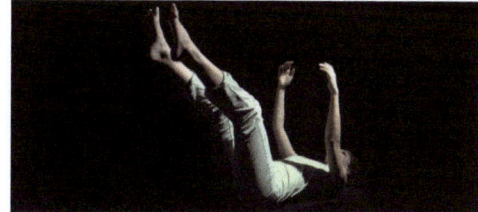

Figuur 5.10c3.

Oefening 10c Tijdens de vlucht

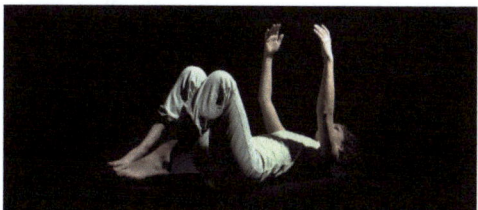

Figuur 5.10c.

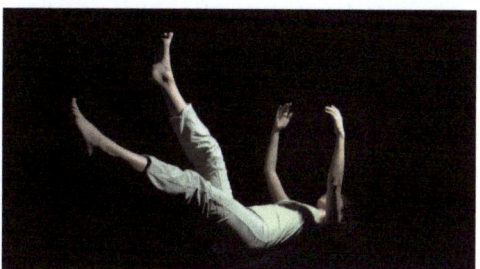

Figuur 5.10c4.

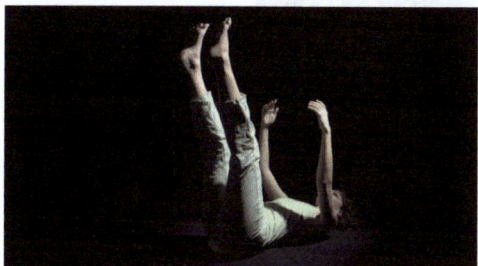

Figuur 5.10c1.

Je evenwicht is op verschillende manieren te beïnvloeden:
- Breng beide armen gestrekt verticaal en weer terug naar de romp. Breng beide armen langzaam in horizontale positie en weer terug naar de romp (fig. 5.10c en 5.10c1). Doe hetzelfde met één arm en daarna met de andere (fig. 5.10c2).
- Breng beide benen gestrekt omhoog en breng ze weer naar de romp. Spreid de benen langzaam en breng ze weer naar het midden. Doe hetzelfde met één been en daarna met het andere (fig. 5.10c3).
- Spreid tegelijkertijd één been en de arm aan de andere zijde (fig. 5.10c4). Kom weer terug in de beginpositie. Doe dezelfde beweging voor de andere zijde. Breng de twee gestrekte armen naar één kant en daarna weer naar het midden.

Oefening 10d 'Landing'

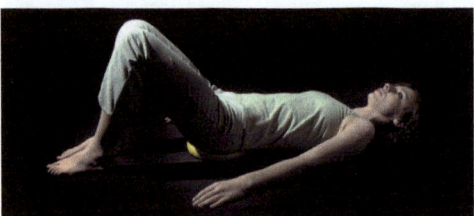

Figuur 5.10d.

Breng de voeten en de knieën wat uit elkaar. Beweeg de voeten zo langzaam mogelijk naar de grond (fig. 5.10d). Probeer het bekken zijwaarts in evenwicht te houden en te voorkomen dat het vooroverkantelt.
Probeer de beide voeten tegelijkertijd op de grond te zetten.

VOORDELEN VAN HET 'VLIEGTUIGJE'

- De buikspieren zijn actief zonder dat er sprake is van een verhoogde druk op het perineum en de voorste buikwand. Het is een speelse oefening waarbij de buikspieren echter hard moeten werken.
- Er is een afwisseling in activiteit van de rechte, dwarse en schuine buikspieren.

NADELEN VAN HET 'VLIEGTUIGJE'

- De lordose van het onderste deel van de lumbale wervelkom wordt afgeplat: voor mensen met lage rugpijn is dit af te raden.
- Het bekken krijgt een hogere positie dan de borstkas en daardoor worden de buikorganen in de richting van het hart gedrukt: mensen met hartproblemen kunnen deze oefening beter niet doen. Dat geldt overigens voor alle 'omgekeerde' houdingen.

DE BOOG

5.3.11 Rekken van de m. rectus abdominis (rechte buikspier)

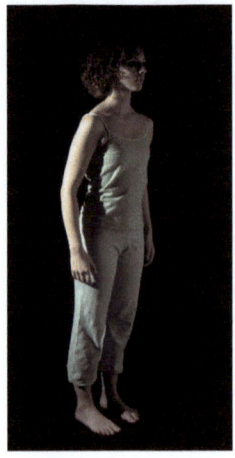

Figuur 5.11.

Ga rechtop staan; je voeten staan naast elkaar en wijzen naar voren. Je armen hangen langs je lichaam (fig. 5.11).

Oefening 11a Rekken van de m. rectus abdominis met hulp van de armen ('lang maken')

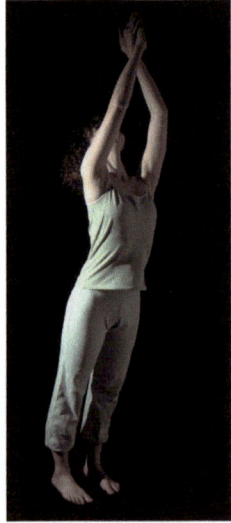

Figuur 5.11a.

Breng beide armen gelijktijdig omhoog, kruis je handen over elkaar en maak je zo lang mogelijk (fig. 5.11a).

Voel dat hierbij je ribben omhoog worden bewogen en het bovenste deel van de rechte buikspier wordt gerekt.

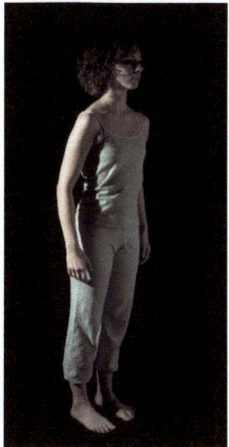

Figuur 5.11a1.

Kom weer in de beginpositie. Maak nu tijdens dezelfde beweging een diepe flankinademing waarbij het borstbeen omhoogkomt (fig. 5.11a1).
Kom weer terug in de beginpositie.

Oefening 11b Rekken van de m. rectus abdominis met hulp van een been ('voet naar achteren')

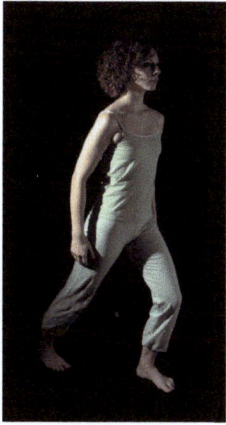

Figuur 5.11b.

Breng je gewicht op je linker been en buig je knie. Breng je rechter been zo ver mogelijk naar achteren (fig. 5.11b).
Voel dat de rechter bekkenhelft vooroverkantelt, laat dat ook gebeuren. Je voelt dat het onderste deel van de rechte buikspier gerekt wordt.

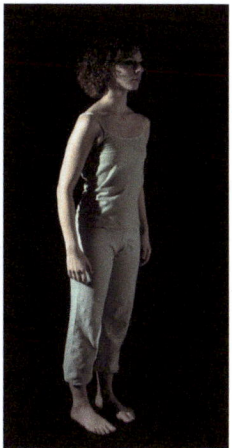

Figuur 5.11b1.

Kom weer in de beginpositie (fig. 5.11b1).
Maak nu tijdens dezelfde beweging een diepe flankinademing.
Kom weer terug in de beginpositie.

Oefening 11c Rekken van de m. rectus abdominis met hulp van beide armen en een been ('grote boog')

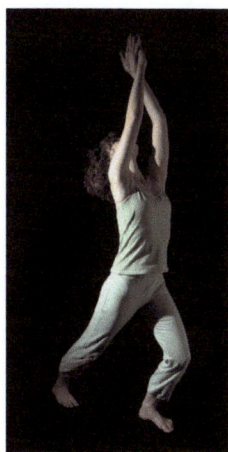

Figuur 5.11c.

Maak gelijktijdig de twee bewegingen van de oefeningen 11a en 11b (fig. 5.11c).
Voel dat hierbij de gehele rechte buikspier op rek wordt gebracht.

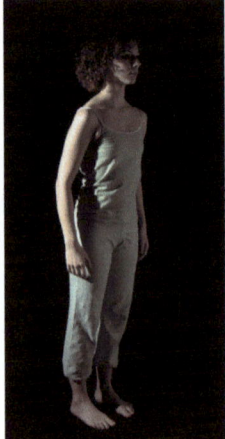

Figuur 5.11c1.

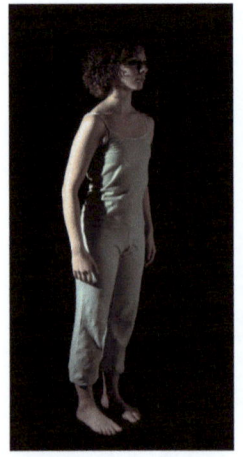

Figuur 5.12a1.

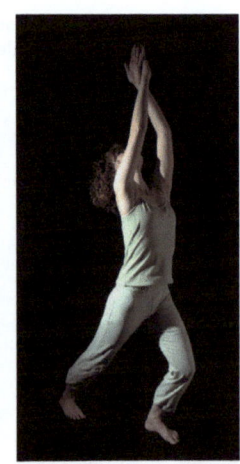

Figuur 5.12a2.

Kom weer in de beginpositie (fig. 5.11c1).
Maak nu tijdens dezelfde beweging een diepe flankinademing waarbij het borstbeen flink omhoogkomt. Kom weer terug in de beginpositie.

5.3.12 Contractie van de m. rectus abdominis (rechte buikspier)

Oefening 12a Aanspannen van de rechte buikspier in de 'viscerale functie' ('verzamelen')

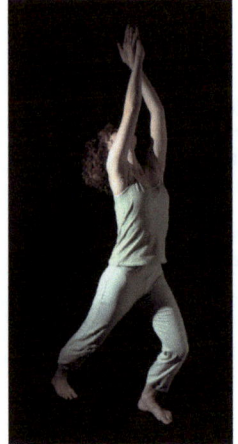

Figuur 5.12a3.

Kom weer in de beginpositie (fig. 12.a3).

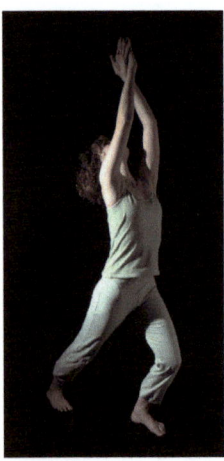

Figuur 5.12a.

Neem weer de gerekte positie aan die beschreven is bij oefening 11c (fig. 5.12a).
Span nu de rechte buikspier aan alsof je je schaambeen naar je borstbeen wilt brengen.
Doe dit op een uitademing maar zonder dat er een werkelijke beweging van het bekken optreedt. Laat de ribben niet dalen. Doordat je je buik intrekt, neemt de druk op het perineum af.

Oefening 12b Aanspannen van de rechte buikspier in de 'skeletfunctie' (isometrisch) met beenbeweging ('hand-knie')

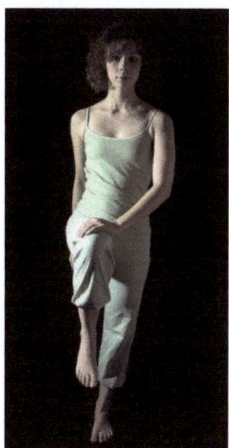

Figuur 5.12b.

Voer de beweging uit zoals beschreven bij oefening 12a.
Breng nu het gewicht op het linker been en buig de rechter heup waardoor de knie naar de buik wordt gebracht. Leg dan je linker hand op je rechter knie, alsof je die naar beneden wilt duwen, maar houd het been in die positie (fig. 5.12b).
Doe dit op een flankinademing.

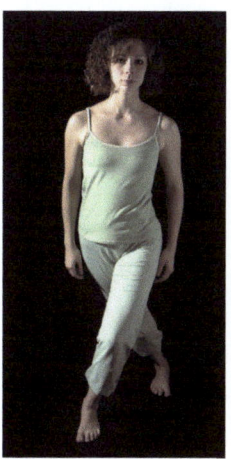 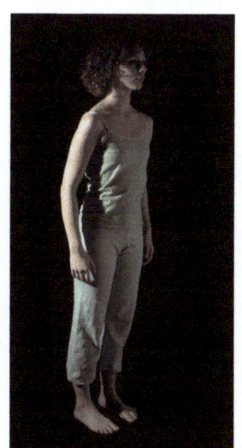

Figuur 5.12b1.   Figuur 5.12b2.

Kom weer in de beginpositie terug op de uitademing die daarna volgt.
Doe deze oefening nu ook voor de andere zijde.
Neem rust gedurende een inademing en een uitademing en doe dan de gehele serie nog een keer.

DE BOOG MET ROTATIE

5.3.13   Rekken van de m. obliquus internus en externus abdominis (schuine buikspieren)

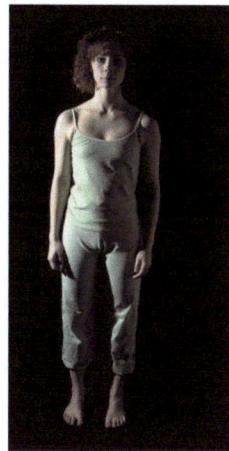

Figuur 5.13.

Ga rechtop staan met de voeten naar voren, op heupbreedte. Je armen hangen langs je lichaam (fig. 5.13).

Oefening 13a Rekken van de binnenste schuine buikspier met de armen ('lang maken')

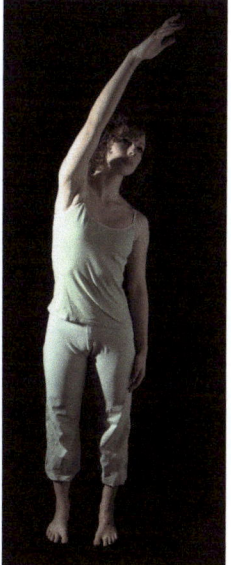

Figuur 5.13a.

Breng de rechter arm omhoog en opzij naar links. Strek je zo ver mogelijk naar links (fig. 5.13a). Voel dat hierbij je ribben omhoogkomen en het bovenste deel van de rechter binnenste schuine buikspier gerekt wordt.

Voel dat de rechter bekkenhelft naar achteren draait, laat dat ook gebeuren. Het onderste gedeelte van de rechter binnenste schuine buikspier komt nu op rek.

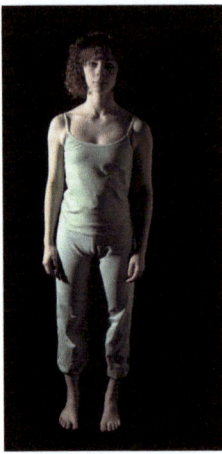

Figuur 5.13a1.

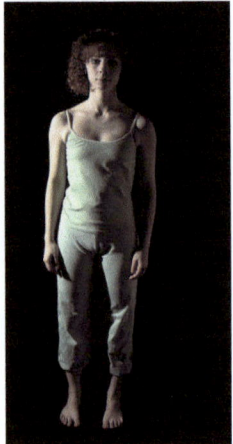

Figuur 5.13b1.

Kom weer in de beginpositie (fig. 5.13a1). Maak nu tijdens deze beweging een diepe flankinademing waarbij de ribben sterk omhoog komen. Kom weer terug in de beginpositie.

Kom weer in de beginpositie (fig. 5.13b1). Maak nu tijdens deze beweging een diepe flankinademing. Kom weer terug in de beginpositie.

Oefening 13b Rekken van de binnenste schuine buikspier met het been ('voet kruisen')

Oefening 13c Rekken van de m. obliquus int. abdominis (binnenste schuine buikspier) met beide armen en een been ('grote boog')

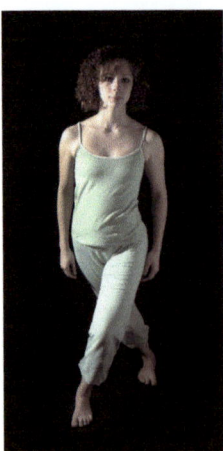

Figuur 5.13b.

Breng je gewicht op je linker been en buig je knie. Breng tegelijkertijd het rechter been zo ver mogelijk kruisend schuin naar achteren.

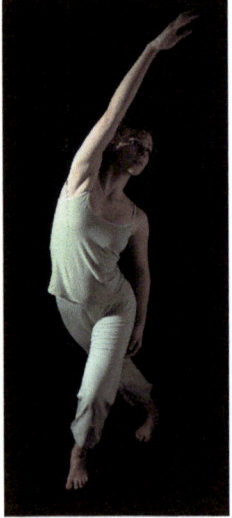

Figuur 5.13c.

Maak de twee bewegingen die zijn beschreven in de oefeningen 13a en 13b tegelijkertijd (fig. 5.13c).
Voel dat hierbij de gehele binnenste schuine buikspier op rek wordt gebracht.

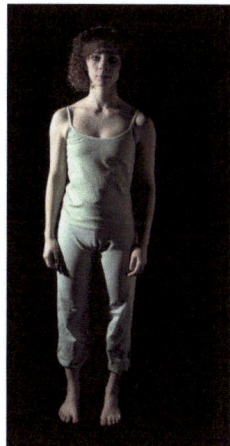

Figuur 5.13c1.

Kom weer in de beginpositie (fig. 5.13c1).
Maak dezelfde beweging nu tijdens een diepe flankinademing waarbij de ribben sterk omhoog worden bewogen.
Kom weer in de beginpositie terug.

5.3.14 Contractie van de schuine buikspieren

Oefening 14 Aanspannen van de buikspieren in de 'viscerale functie' ('verzamelen')

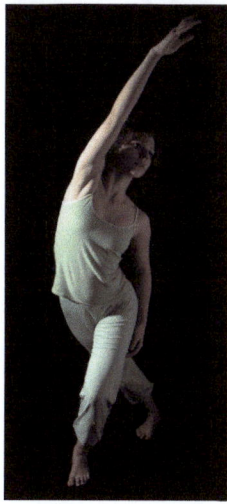

Figuur 5.14a.

Neem de gerekte positie in die is beschreven bij oefening 13c (fig. 5.14a). Span nu je buikspieren aan, alsof je je schaambeen naar je borstbeen wilt bewegen. Doe dit op een uitademing maar zonder dat een echte beweging van het bekken optreedt. Laat de ribben niet dalen. Doordat je je buik intrekt neemt de druk op het perineum af.

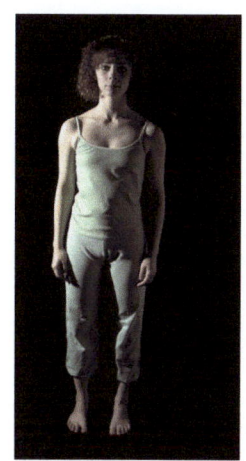 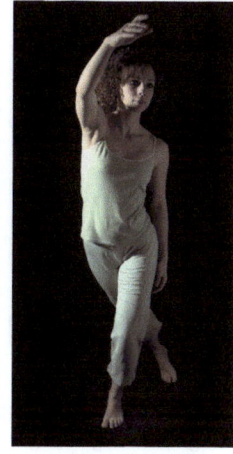

Figuur 5.14a1.   Figuur 5.14a2.

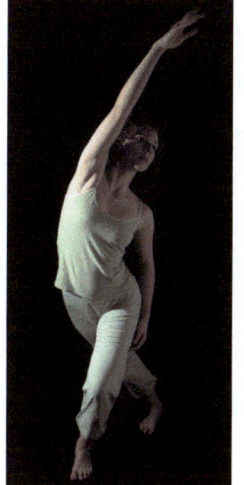 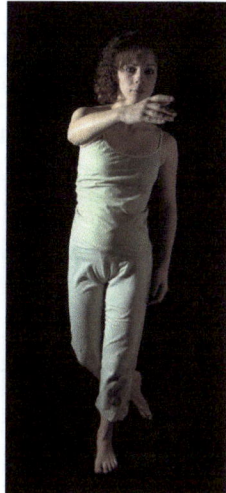

Figuur 5.14a3.   Figuur 5.14a4.

Neem de beginpositie weer in.

Oefening 14b Aanspannen van de rechter binnenste schuine buikspier in de 'skeletfunctie' (isometrisch) met beenbeweging ('knie-hand')

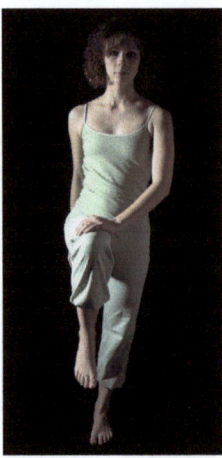

Figuur 5.14b.

Voer de bewegingen uit die zijn omschreven in oefening 14a. Breng nu je gewicht op je gestrekte linker been en buig je rechter heup waardoor de knie naar je buik gebracht wordt. Pak nu met je linker hand je rechter knie vast, alsof je die naar beneden wilt duwen, maar houd het been in die positie.
Doe dit op een flankinademing.
Kom weer in de beginpositie terug op de uitademing die daarna volgt.
Doe deze oefening nu ook voor de andere zijde.

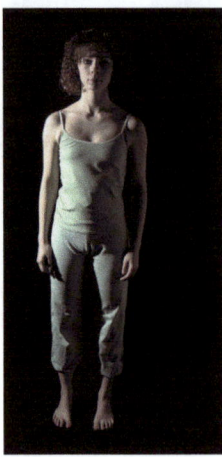

Figuur 5.14b1.

Neem rust gedurende een inademing en een uitademing en doe dan de gehele serie nog een keer.

DE ZIJWAARTSE BOOG

5.3.15 Rekken van de m. obliquus internus en externus abdominis (schuine buikspieren)

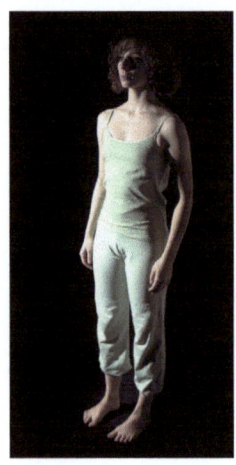

Figuur 5.15.

Ga rechtop staan. Je voeten zijn op heupbreedte en wijzen naar voren. Je armen hangen langs je lichaam.

Oefening 15a Rekken van de schuine buikspieren rechts met de armen ('lang maken')

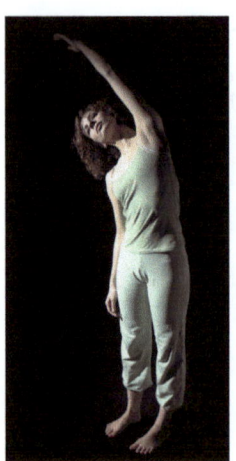 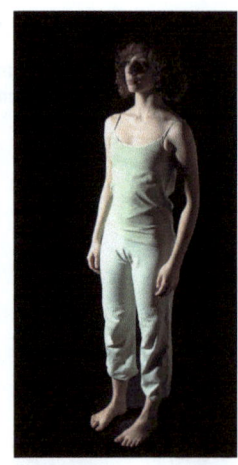

Figuur 5.15a.   Figuur 5.15a1.

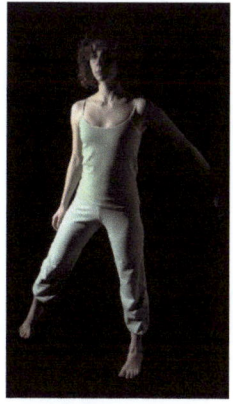 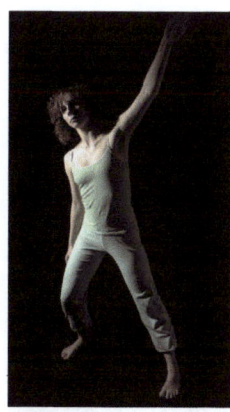 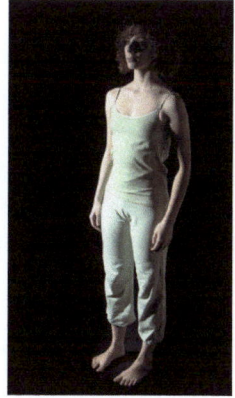

Figuur 5.15a2.   Figuur 5.15a3.   Figuur 5.15b1.

Strek je linker arm opzij naar rechts en dan naar boven; maak daarbij een grote cirkelbeweging tot boven je hoofd (fig. 5.15a t/m 5.15a3). Laat je romp hierbij naar rechts hellen.
Voel dat je ribben aan de linkerzijde omhooggaan en het bovenste deel van de schuine buikspieren tussen je ribben en bekken op rek komen.
Kom weer in de beginpositie.
Voer nu dezelfde beweging uit tijdens een diepe flankinademing waarbij de ribben omhooggaan.
Kom weer terug in de beginpositie.

Oefening 15b *Rekken van de schuine buikspieren rechts met de arm en het tegenovergestelde been ('grote boog')*

Kom weer in de beginpositie.
Doe deze beweging nog een keer maar nu gecombineerd met een diepe flankinademing.
Kom weer terug in de beginpositie.

5.3.16 Contractie van de m. obliquus internus en externus abdominis (schuine buikspieren)

Oefening 16a *Aanspannen van de buikspieren in de 'viscerale functie' ('verzamelen')*

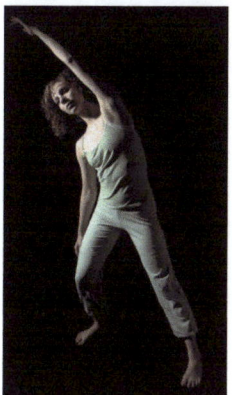

Figuur 5.16a.

Neem de gerekte positie in die beschreven is bij oefening 15b (fig. 5.15a).

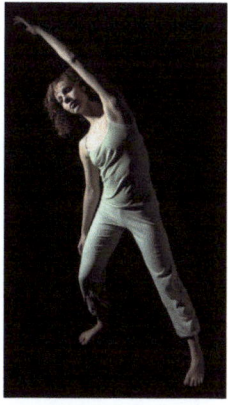

Figuur 5.15b.

Breng gelijktijdig met de voorgaande beweging het gewicht op het linker been en buig de knie. Het rechter been wordt zijwaarts gestrekt.
Hierdoor kan de romp nog iets verder zijwaarts worden bewogen. Voel dat de schuine buikspieren nog meer op rek komen.

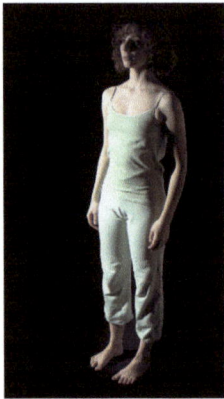

Figuur 5.16a1.

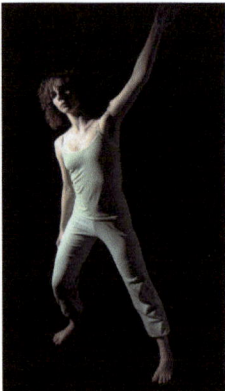

Figuur 5.16a2.

Span nu je buikspieren aan, alsof je je schaambeen naar je borstbeen en je ribben naar je bekken wilt bewegen.
Doe dit op een uitademing maar maak daarbij geen echte beweging van het bekken. Laat de ribben niet dalen. Doordat je je buik intrekt neemt de druk op het perineum af.

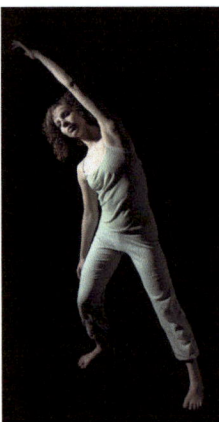

Figuur 5.16a3.

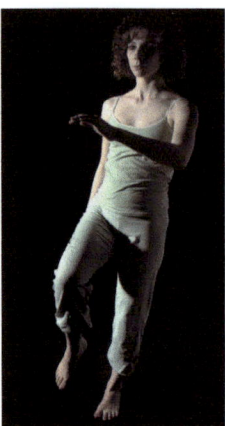

Figuur 5.16a4.

Kom weer terug in de beginpositie (fig. 5.16a3).

Oefening 16b *Contractie van de m. rectus abdominis (rechte buikspier) in de 'skeletfunctie' (isometrisch) met het been ('knie-hand')*

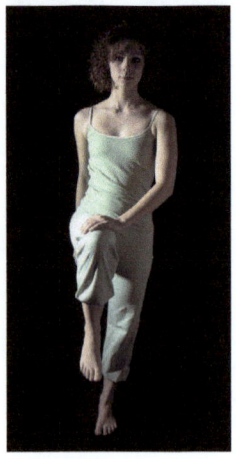

Figuur 5.16b.

Doe oefening 16a.
Breng je gewicht op je linker been, buig je rechter heup en breng je rechter knie in de richting van je buik. Pak met je linker hand je rechter knie, alsof je het been naar beneden wilt duwen maar houd het been in geheven positie.
Doe dit op een flankinademing.
Kom op de volgende uitademing terug in de beginpositie.
Herhaal dit voor de andere kant van het lichaam.

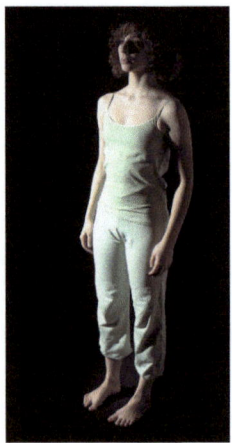

Figuur 5.16b1.

Neem een inademing en uitademing rust en herhaal de hele serie.

6 Belangrijk om te onthouden

6.1 Valse feiten met betrekking tot het verband tussen goede buikspieren en het hebben van een platte buik

- De buikspieren zorgen niet altijd voor een platte buik.
- Sommige buikspieroefeningen laten de buik uitpuilen (par. 3.1.2).
- Men kan de buik heel goed intrekken zonder de buikspieren aan te spannen (par. 3.1.3).
- Er zijn buikspieren die zorgen voor een slanke taille maar niet voor een platte buik (par. 3.1.4).
- Het is niet goed om altijd een platte buik te hebben (par. 3.1.5).
- Een platte buik hebben is niet alleen een kwestie van buikspieren (par. 3.2).
- Voor een platte buik moeten de buikspieren op een bepaalde manier geoefend worden (par. 3.3).

6.2 Risico's bij het doen van buikspieroefeningen

Risico's met betrekking tot:
- perineum (par. 4.3.5, 4.5.3 en 4.7.2);
- buikwand, bijvoorbeeld een hernia (par. 4.3.4);
- tussenwervelschijven van het borst- en lendengebied (par. 4.3.6, 4.3.7, 4.4.6, 4.5.3 en 4.6.4);
- tussenwervelschijven van het halsgebied (par. 4.3.7).

6.3 Hoe krijg je een platte buik?

- Contractie en rekken van de buikspieren afwisselen (par. 3.3.1);
- contracties van dwarse en schuine buikspieren afwisselen (par. 3.3.2);
- contracties van dwarse en schuine buikspieren en de rechte buikspier afwisselen (par. 3.3.3);
- coördinatie van de buikspieren ten opzichte van elkaar (par. 3.3.4);
- coördinatie van de buikspieren en de ademhaling (par. 3.3.5).

Woordenlijst

Latijn	Nederlands
abdomen	buikholte
adipocyten	vetcellen
anulus inguinalis	liesring
anteversie	vooroverkanteling
aponeurose	peesblad
crista iliacaw	kam van het darmbeen
dermis	lederhuid
diafragma	middenrif
epidermis	opperhuid
fascia	vlies
flexie	buiging
flexoren	buigers
hernia inguinalis	liesbreuk
kyfose	ronde rug
lig. inguinale	liesband
linea alba	witte lijn
m. latissimus dorsi	breedste rugspier
m. obliquus abdominis externus	buitenste schuine buikspier
m. obliquus abdominis internus	binnenste schuine buikspier
m. quadratus lumborum	vierkante lendenspier
m. rectus abdominis	rechte buikspier
m. transversus abdominis	dwarse buikspier
mm. intercostales	tussenribspieren
omentum majus	grootste vetschort
os coccygis	staartbeen
os ilium	darmbeen
os pubis	schaambeen
peritoneum	buikvlies
retroversiebeweging	achteroverkanteling
sacrum	heiligbeen
sternum	borstbeen
thoracaal	borst-
thorax	borstkas
tuber ischiadicum	zitbeenknobbel

Register

aandrangincontinentie, 36
abdomen, 12
achteroverkanteling, 14, 77
adamsappel, 34
ademhaling
   ribben open, 75, 76
afwisseling rekken/aanspannen, 93
anteversie, 61, 63, 80
   van het bekken, 28
anulus, 30
anulus inguinalis, 35
aponeurose, 17, 46
   van buikspieren, 37

balans, 92
   dubbelen, 93
bekken, 26
   grote, 35
   kleine, 35
bekkenbodem, 35
bekkenbodemreactie
   omgekeerde, 74
bekkenkanteling
   controleren van, 66
   zijwaartse, 21
bilspieren
   contractie, 90
binnenste schuine buikspier, 16, 20, 38, 84
   rekken van, 99, 100
boog, 96
   grote, 97, 100, 103
   met rotatie, 99
   zijwaartse, 102
borstbeen, 32, 78
borstholte, 12
borstkas, 12, 32
borstspier, 78
buiging
   van de wervelkolom, 29
buik
   intrekken van, 71
buikademhaling, 33, 43, 75
buikholte, 12
buikspier, 11
   aanspannen in de viscerale functie, 101, 103

aponeuroses, 37
binnenste schuine, 16, 20, 38
buitenste schuine, 11, 16, 23, 38
contractie, 90, 94
coördinatie van, 76, 79
dwarse, 16, 19, 37, 71, 72, 76
rechte, 11, 14, 38, 76
rekken/contractie van, 81
buikspieroefeningen, 77, 80
   anatomische achtergrond, 51
   risico's van, 51
buikuitademing, 49
buikvlies, 44
buikwand, 13, 42
buitenste schuine buikspier, 11, 16, 23, 38, 87
   contractie, 88
   contractie in de skeletfunctie, 89
   contractie in de viscerale functie, 88
   rekken bovenste deel (arm openen), 87
   rekken (diagonaal), 88
   rekken onderste deel (been kruisen), 87

concentrische contractie, 53, 70
contractie
   concentrische, 53, 70
   excentrische, 70
   isometrische, 52, 61
   statische, 52, 61
crista iliaca, 18, 21, 26
crunch, 48, 51
   risico's voor buikgebied, 54
   risico's voor perineum, 55
   risico's voor tussenwervelschijven, 58
   tussenwervelschijven, 57
   variëren intensiteit, 53
   verkleinen risico's, 54
   vier fasen, 51
   wervelkolom, 57

darmbeen, 26
diafragma, 32
discus, 30
dwarse buikspier, 16, 19, 37, 71, 72, 76
   coördinatie van 76, 77, 79

excentrische contractie, 70
expiratoir reservevolume, 55
extensie
    van de wervelkolom, 29

fascia, 37
fecale incontinentie, 36
flankademhaling, 43, 75, 76
flankinademing, 49, 56
flankuitademing, 49
flexie
    van de wervelkolom, 29

halswervels, 60
hamstrings, 62
heffen van de benen, 61
    beschermen van lumbale wervelkolom, 66
    risico's lumbale wervelkolom, 65
    uitvoeringswijzen, 61
    vanuit rugligging, 61
heiligbeen, 26
hernia, 29, 34
hernia femoralis, 34
hernia inguinalis, 35
hernia umbilicalis, 35
hernia van de linea alba, 35
heup
    mobiliseren van, 77, 80
heupbuigers, 58, 61, 63
huid
    opbouw van, 44
hypodermis, 44

inademing, 33, 49
inademingsspieren
    trainen van, 78
incontinentie, 36
    fecale, 36
inspanningsincontinentie, 36
intercostale spieren, 32
isometrische contractie, 52, 61

kantelpunt, 64
    van het bekken, 63
kramp, 37
kyfose, 45

landing, 96
lang maken, 90, 99, 102
lateroflexie, 21, 23, 24, 59
    van de wervelkolom, 30
lateroversie, 21
    van het bekken, 28
lendenwervelkolom, 29
liesband, 18, 26, 27, 79
liesbreuk, 35
liesring, 35
lig. inguinale, 18, 25, 27

ligsteun, 67
linea alba, 17, 55, 73
lordose, 28, 29, 31, 58, 77
    lumbale, 80
lumbale tussenwervelschijven
    beschermen tijdens extensie, 58, 59
lumbale wervelkolom, 29, 68
    beschermen bij heffen van de benen, 66
    beschermen bij push-ups, 68
    risico's bij heffen van de benen, 65
    testen flexie, 58

m. cremaster, 27
m. latissimus dorsi, 31
m. obliquus externus abdominis, 16, 23, 38
    contractie, 103
    rekken van, 87, 99, 102
m. obliquus internus abdominis, 16, 20, 38, 99
    contractie, 85, 103
    contractie in de viscerale functie, 85
    contractie op de skeletmanier, 86
    fixatie onderste deel, 85
    rekken, 102
    rekken (kruisen/heffen), 84
    rekken (kruisen/roteren), 85
    rekking en contractie, 46
m. rectus abdominis, 14, 38, 64, 66, 76
    contractie, 83, 98
    contractie in de skeletfunctie, 104
    heffen/lang maken, 82
    kruisen/heffen, 81
    lang maken/hol maken, 82
    rekken van, 81, 96
    rekken met behulp van armen (lang maken), 96
    rekken met behulp van een been, 97
m. transversus abdominis, 16, 37, 71, 72, 76, 77
mm. pectorales, 78
methode Veilige Buikspieroefeningen
    zes principes, 75
    zestien oefeningen, 81
    zeven voorbereidingen, 77
middenrif, 32
middenrifademhaling, 33, 75
middenrifinademing, 49
momentsarm, 62, 70

navelbreuk, 35

opstijgen, 94
omentum majus, 44
orgaanfunctie, 12
os coccygis, 26
os ilium, 26
os sacrum, 26

peesblad, 17, 46
perineum, 9, 35, 42, 67, 72, 77
    coördinatie van, 76, 79

risico's van crunch, 55
risico's van push-ups, 67
peritoneum, 44
plantairflexie, 79
prolaps, 34
prostaat, 42
push-ups, 66
  beschermen lumbale wervelkolom, 68
  risico's voor de lumbale wervelkolom, 68
  risico's voor perineum, 67

rechte buikspier, 11, 14, 38, 76
  aanspannen in de skeletfunctie, 99
  aanspannen in de viscerale functie, 98
  contractie, 83, 98
  contractie in de skeletfunctie (alles heffen), 84
  contractie in de skeletfunctie (armen), 84
  contractie in de skeletfunctie (knie), 83
  contractie op de skeletfunctie (kin), 83
  contractie in de viscerale functie, 83
  coördinatie van, 76, 79
  rekken van, 81
regio perinealis, 35
retroversie, 14, 61, 63, 77
  van het bekken, 27
ribben
  mobiliseren van, 77
ribkraakbeen, 32
ronde rug, 45
rotatie
  van bekken, 28
  van lendenwervelkolom, 30
rugspieren, 31, 66
  oefenen, 77, 80

schaamstreek, 26
schildkraakbeen, 34
schuine buikspier, 16, 99, 103
  contractie, 101
  contractie met behulp van armen, 90, 93
  contractie met behulp van benen, 91, 93
  coördinatie van, 77, 79
SIAS, 26
sixpack, 14
skeletfunctie, 12, 76, 83, 89, 99, 104
spierfasciën, 37
spierpijn, 36
spina iliaca anterior superior (SIAS), 26
staartbeen, 26
stabilisatie, 95
statische contractie, 52, 61
stemspleet, 34, 54
sternum, 32
stressincontinentie, 36

thorax, 12, 32
torsie, 69
tussenribspieren, 32

tussenwervelschijf, 30, 73
  beschermen tijdens torsie, 70
  lumbale, 58
  risico's bij crunch, 57, 58
  risico's bij torsie, 70
tussenwervelschijven van de halswervelkolom
  beschermen van, 60

uitademing, 49, 54
  geforceerde, 55, 71
urge-incontinentie, 36

vascularisatie, 37
ventrale aponeurose, 17
verlengen, 92
verzamelen, 83, 98, 101, 103
vet, 44
vetschort
  grootste, 44
vezelrichting, 79
viscerale beweeglijkheid, 42
viscerale functie, 12, 76, 83, 85, 98, 101
vliegtuigje, 94
  nadelen, 96
  voordelen, 96
voet kruisen, 100

wervelkolom, 28
  bij crunch, 57
  lumbale, 29, 58, 68
wespentaille, 41, 76, 77
winderigheid, 41
witte lijn, 17, 35

zijwaartse bekkenkanteling, 21

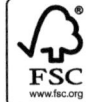

MIX
Papier aus verantwortungsvollen Quellen
Paper from responsible sources
FSC® C105338

If you have any concerns about our products,
you can contact us on
ProductSafety@springernature.com

In case Publisher is established outside the EU,
the EU authorized representative is:
Springer Nature Customer Service Center GmbH
Europaplatz 3, 69115 Heidelberg, Germany

Printed by Libri Plureos GmbH
in Hamburg, Germany